ナラティヴ実践再訪

小森康永著

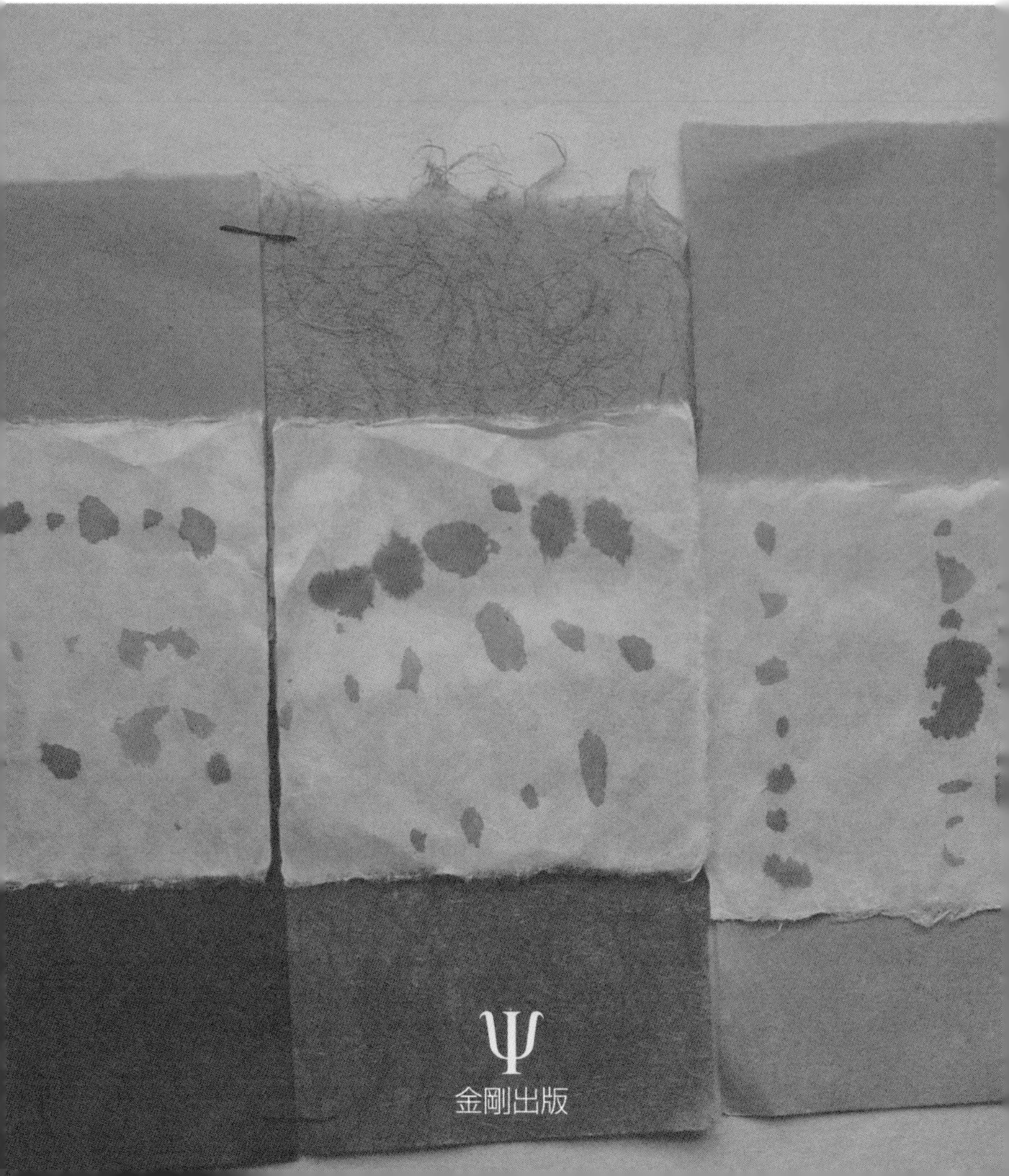

金剛出版

目次

序　パロアルト、一九九〇年秋　7

第1章　視覚性　14
ウンコの歴史　14／問題の歴史をたどる　26／視覚性と物語り　28／喜びと包含　31

第2章　正確さ　34
七夕と日曜野球　34／ユニークな結果を発見する　43／問題設定と正確さ　45／関わり直し　48

第3章　多様性　53
言葉は嘘であり　53／ユニークな結果の歴史と意味を後づけることとオルタナティヴ・ストーリーを名づけること　60／多様性と現実　63／治療実践のための技術　66

第4章　軽さ　70
ミスター・スキゾ　70　／外在化する会話　82　／苦悩と軽さ　84　／抵抗　87
第5章　速さ　91
幻聴倶楽部とサンクスフライデイ　91　／会話を拡げる　101　／近況報告と速さ　103　／
解決知識　105
第6章　一貫性　108
わしの人生について一番憶えていることは　108　／リ・メンバリングする会話　117　／尊
厳と一貫性　120　／　リ・メンバリングされた人生　124
付録1　アデレード、一九九九年秋　133
第一日　134　／第二日　142　／第三日　145
付録2　香港、二〇〇五年夏　149
第一日　150　／第二日　153　／第三日　156
付録3　クリスチャンサン、二〇〇七年春　160
第一日　161　／第二日　166　／第三日　175

ナラティヴ実践再訪

序　パロアルト、一九九〇年秋

まずは、カリフォルニア州パロアルトでのある秋の午後について書こうと思う。当時、私は、家族療法を学ぶために留学したばかりだった(1)。

……その日、メンタル・リサーチ・インスティチュート（MRI）の視聴覚教室は、大勢のスタッフとトレイニーで賑わっていた。甘さだけはどこにも負けない巨大なケーキが切り分けられて紙皿に載り、手から手へとわたる。人々は、プラスチックのフォークでケーキをくずしながら、隣の同僚と研究の進捗状況について話し込む。まるで、五〇年代の家族研究華やかなりし頃の映画を観ているようだ。違うのは、人々の話す内容と、初代所長ドン・ジャクソンの存在感ある写真が壁に飾られていることだけだろう。

ブラインド越しには、ミドルフィールド・ロードを行き交う車が見える。すぐその先で交叉するユニヴァーシティ・アヴェニューは、目抜き通りといっても、駅までほんの一キロ、そのあいだには個人商店が並ぶだけだ。サンフランシスコから南へ車で小一時間。パロアルトは、スタンフォード大学のダウンタウン。一車線の道路が碁盤目状に交差する小さな町を、車もゆっくり静かに走る。

人々はペアになって話し込み、雑談が続く。バニラ、ストロベリー、チョコレート、そしてコーヒーの香りが、部屋中にたちこめる。オーストラリアから来米中のマイケル・デュラントが、いそいそとプレゼンの準備を進める。ビデオの再生方式が自国と異なり多少手間取っても、誰も意に介さない。あくまでも、時間はゆっくり流れている。

ようやく、最新の家族療法アプローチであるナラティヴ・モデルについての口演が始まった。思春期病棟で、いかにそれが実践されているのかという報告（2）。当時小児科医であった私にはとても興味深いはずが、どこがそれほど新しいのか皆目分からず、きつねにつままれたような気分になった。わざわざ仕事を一年休んで留学した成果が、この先、得られるのだろうかという不安と後悔が、胸をよぎる。

質疑応答に入ると、ジョン・ウィークランドが挙手し、ひとこと、こう言った。

“How manipulative!”（「なんて操作的な！」）

そして、会場がどっと涌く。家族療法の老舗教育研究機関であるMRIに集った人々が、新しいナラティヴ・モデルというものに対して、それが生まれた背景やそれが宣言するもの、そしてそれに対する自らの立場などすべてをひっくるめて評するのに、あれ以上の言葉はないと今でも懐かしく憶い出す（3）。

その後、私がどのようにナラティヴ・セラピー（以下、ナラティヴ）を理解し実践してきたのか、それをこの本にまとめた。なにも一臨床家がそんなことなどしなくてもいいのだが、たまたま翻訳が好きでナラティヴの紹介を続けているうちに、なんとなくこういうことになった。これはナラティヴの副読本でもある。入門書には、アリス・モーガンの『ナラティヴ・セラピーって何？』がある。九〇年代後半まで、よくわからないけれど（あるいは、それゆえ）なぜか気になる心理療法的アプローチであったナラティヴが、その全体を眺望できるようになったのは、彼女のおかげである（注1）。

（もともと金剛出版編集部の立石正信さんから勧められた論文集企画の名残である）各章冒頭のケースは、（一例を除き）さほど読まれることのない狭い領域の専門雑誌に報告したものである。治療実践は、小児心身医学、一般精神医療、そして緩和ケアの三領域にわたり、九一年から〇七年のあいだのどこかで行われた。症例報告されるケースは元々特別なものだから、それが集められても、私のこれまでの臨床活動全体を表現するわけではない。諸種の事情により書けないことこそ、また特別に思い入れのあるものだが、それは本書の守備範囲外である。症例報告は「ユニークな結果」だ。二〇年近い月日のあいだの六つの点を結べば、私の志向性は、透けて見えることだろう。それを厚い記述にすべく、各章ごとに以下の三節を加えたので、ある意味、私の職業人としての人生に対するナラティヴな振り返りでもある。

各章第二節では、ケースに適用した中心的会話技術 Conversational Techniques について、自らの実践も踏まえて解説した。心理療法的に患者と関わるということは、（統合的にであれ折衷的にであれそれを行う以上）ある程度何らかの学派の作法にのっとって会話をするということなので，ありていに言えば、これが種あかしである。

第三節では、それに関連する文学的価値 Literary Merits について考えた。その基準には、イタロ・カルヴィーノの「つぎの千年紀に保存されなければならないいくつかの文学的な価値」(4)を借用し(注2)、そのひとつひとつを章題にしている。私は、特にカルヴィーノの文学評論に心酔しているわけでも、彼の作品の熱心な読者というわけでもないが、自分なりに理解できる内容の手近な本ということで、選んだ。そこに記された文学的価値がナラティヴの中に容易に見つけられることに、読者は驚かれるかもしれない。心理療法における会話技術が文学の創作技術と重なる事実が、私には、なんだか楽しい。細く長いエビデンスか。

最後第四節には、ケースに対する自らの返礼実践 Taking-it-back Practices を試みた。これは、『セラピストの人生という物語』においてマイケル・ホワイトが提唱した、治療に関する二方向的説明である。治療において影響を受けるのはクライエントだけではなく、セラピストの人生も有形無形の影響を受けることを認定し、それに感謝の念を抱き、それをクライエントに返礼すべきだという実践(注3)。「逆転移」(ないし「共依存」、「未解決の原家族問題」、「システムのサンクションに対する脆弱性」など)として治療者自身の処理すべきものと考えられてきた現実を、多少なりとも描ければと思う。ケースが語られるのに「セラピスト込み」でなければどこか嘘くささが感じられる現代において、それをいかに語るか、バランス感覚こそが問われる。治療であれ報告であれ、何かひとつが突出した奇矯なものになっていないことを願う。以上、Bio-Psycho-Social な(生物 - 心理

-社会的）視点ならぬ、Conver-Liter-Backな（会話-文学-返礼的）視点による（1＋3）×6＝24の断片が、類書とは違う新味を持てればと思う。

「再訪」には「旅」のイメージが伴う。「人生という旅」もあれば、実際に地理的に移動する旅もある。付録として、後者のいわば巡礼の旅の記録を載せた。

書物には、読者をその世界に誘い込み、時を忘れさせるほどの楽しみを提供するものもあるが、私としては、読者は気がつくと本を閉じ自らの人生や仕事を振り返っている、というのであればと願う。事実、私自身、そういう本が好みだ。

小森　康永

注1　アリスは、ナラティヴの会話を二部構成で解説した。

第一部：ドミナント・ストーリーを脱構築する

1外在化する会話

2問題の歴史を明らかにする

3問題の影響を明らかにする

4問題を文脈に位置づける

5ユニークな結果を発見する

6ユニークな結果の歴史と意味を後づけることとオルタナティヴ・ストーリーを名付けること

第二部：オルタナティヴ・ストーリーを分厚くする

7リ・メンバリングする会話
8治療的文書の活用
9治療的手紙
10儀式と祝典
11会話を拡げる
12アウトサイダー・ウィットネスグループと定義的祝祭

注2　そこで取り上げられた六つの価値とは、「軽さ」、「速さ」、「正確さ」、「視覚性」、「多様性」、そして「一貫性」である。
注3　マイケルが紹介した選択肢は、以下の一一である。「包含」、「新しい関係」、「関わり直し」、「リ・メンバリングされた人生」、「再表明するセラピー」、「解決知識」、「治療実践のための技術」、「忘れないように憶えておくこと」、「目的と意図、価値観と取り組み」、「抵抗」、そして「喜び」。これによって、治療者の消耗や疲労、それに燃え尽き症候群も解毒されると考えられている。初訳時には「返還実践」としたが、政治的色合いのことばよりも儀礼的ことばのほうが好ましかろうと、今回「返礼」とした。

〈文　献〉

1　小森康永：MRIブリーフセラピー・インテンシブ・トレーニングの実際．家族療法研究 10(1):41-48, 1993
2　Durrant, M. & Coles, D.: Michael White's cybernetic approach. In Selekman, M. & Todd, T.(eds.) Family Therapy Approach to Adolescent Substance Abusers. Allyn & Bacon, Boston, 1991

3 Weakland, JH.：Conversation: but, what kind? In Gilligan, S. & Price, R. (eds.) Therapeutic Conversations. W.W. Norton, New York, 1993

4 Calvino, Italo：Lezioni americane: sei proposte per il prossimo millennio. A. Mondadori, Milano, 1993（米川良夫訳『カルヴィーノの文学講義――新たな千年紀のための六つのメモ』朝日新聞社、1999）

第1章　視覚性

要するに私のやり方は、イメージがおのずから生じて来るその自発性と、物語る思惟の志向性を統一させようとするものなのです。たとえ発端をなすものが視覚的な想像力に属し、それ自体の内在的な論理を作用させるものであっても、遅かれ早かれそれは、推理と言語表現とが押しつける別の論理の網の目に搦めとられてしまうことになるのです。

イタロ・カルヴィーノ、一九九三

ウンコの歴史

誠(注1)**くんとお父さんへ**

誠くんは、学校へ行けないってことで、僕の外来へ紹介されてきました。

最初、誠くんは「悩みごとはない」って言ってたけど、「チョット学校へ行きたい」って付け加えた。それに、最後に学校に行った日も、自分で行くって決めて行ったんだったね。それは、とても大きなことだと思うよ。九月から学校へ行けなくなっていたけれど、この頃、朝の熱はないし、めまいもなくなってきたんだね。

それで、学校で何が困るのかって考え出したら、〝トイレの心配〟だって分かった。トイレへ行くと、皆が「くっせえ」とか「キタナイ」ってはやしたてるんだね。家でしかウンチが出ない子はいいけど、学校でもウンチが出るくらい、腸が元気に動く子は、そんなこと言われたら、たまんないよね。先生は、クラスの子たちに、そんなこと言っちゃだめだって、言ってくれるけど、誠くんの心配がなくならないのは、もっともだと思うよ。子どもっていうのは、先生の言うことをみんな素直にきくものじゃないから。

それで、そのトイレの問題を解決しておこう、ってことになった。

まず、僕が解決案を出した。

①トイレへ行かなくてもすむようなクスリを飲む

②他人の言ったことを気にしない性格になる

そして、誠くんは①を選んだ。これには、二つのメリットがある。

ａ　クスリを飲むのは、簡単。

ｂ　性格を変えるのには、時間がかかりすぎるけど、クスリには即効性がある。

ところで、あのクスリには学校でウンチを止める効き目があるかどうか、つまり、僕がやぶ医者じゃないかどうか、試しに行っているかい？

それでは、また。

一二月四日　　こもり

これは、いわゆる不登校を主訴に紹介されてきた九歳の男の子とその父親への初回面接をまとめた手紙である。彼は八月の下旬から微熱を認め、朝方に強い腹痛と頭痛、そして下痢のために登校できない日々が、続いていた。一一月に、当時私が勤務していた大学病院小児科に精査入院となり、器質的疾患は否定された。この年、長姉が大学進学に伴い家を離れ、六月に父親は再婚したため、家族は、次姉を含めた四人暮らしだった。彼は二歳のとき母親を亡くしていた。

第二回面接では、「おしっこがしたい」と誠くんは何度もトイレに通った。そして、面接の後半で「『週に三回しか学校へ行ってないのか』と先生にしかられるんじゃないか、注射されるんじゃないかと心配していた」と語った。私がそんなことはしないと保証すると、トイレ通いは止んだ。

第三回面接は、次の手紙の通りである

誠くんとお父さん、それにお母さんへ

今日は、とても面白い話が聞けたので、記録しておこうと、また、手紙を書くことにしました。

誠くんの登校は、先週、二勝三敗でした。まずまず、といったところかな？　誠くんは、僕がすごいクスリ――「ウンコもシッコもみんなお腹の中で消してしまうんだけど、お腹は痛くなったりしない、一日分が一万円もするクスリ」を出してくれる夢を見たんだってね。

それだけ話すと、彼は「キンチョウしてオシッコがしたい」と言っては、三、四回トイレへ通った。彼がトイレに行っているあいだに、僕がお母さんのことをお父さんにたずねていると、彼がもどってきて、すごい勢いで、お母さんのことを話してくれました。「食事と洗濯は必ずやってくれるけど」、他のことはみんな子どもたちにまかせられているってこと。特に、彼は、おばあちゃんとお母さんを比べてみてるんだね。彼がピーマンぎらいなことを「おばあちゃんは知ってたから、カレーにピーマンを入れるとき、何も言わなくてもミジン切りにしてくれたのに、お母さんは、それをいちいち言わないと、半分に切ったのが入っている」っていうぐあいなんだね。やっぱり、再婚はむつかしいものなんだと思いました。ピーマンが問題になっちゃうんだからね。

話は、ウンコにもどります。彼が、あとで名前をつけたように、彼には、みじめな「ウンコの歴史」があることが、分かってきました。彼が「小学三年の十一月何日かの木曜日で、お腹の調子が悪くて学校を最初に休んだ日に、女の人がやってきて、いきなり『結婚する』って言い出した」。それに、お母さんの実家へ行ったときも、気持ち悪くなって、吐きそうだったし、伊吹山に行ったときも、ロープウェイに「ムリヤリ乗せられたから」「先のことを心配するようになった」。ウンコについて言えば、みんなに見つかったら笑われるとか、「キタナイ」とか「フケツ」って言われて、誰も近寄らなくなっちゃうんじゃないかって、心配なんだね。一番みじめだったのは、二年のとき、学校帰りにお腹が痛くなって、オナラをしたら、ウンコまで出ちゃったってことなんだよね……とにかく、これが「ウンコの歴史」の過去の部分で、現在では、彼を学校へ行かせなくしている一番の理由だった。「ウンコの歴史」の未来の部も読みたくなって、僕が「一年後には、君はウンコとどんなふうにつきあっているんだい？」と聞くと、「今のままでは恥ずかしい」「三学期は、二分の一は学校へ行くんだ」ってすぐに答えた。それじゃあと、僕たちは作戦をねった。

①授業中にトイレへ行けるフリーパスと休み時間には職員便所を使ってもいいという許可書のふたつを証明する通行手形を、M先生に作ってもらう。

②クスリを飲む。
③「自分の力をダブルアップする」ために、風呂から出たら、毎日、腹筋を二〇回やる。
それに、「ウンコの歴史」を書き上げるのは、やっぱり主人公の誠くんだってことも、はっきりしてきたから、宿題として『ウンコの歴史』を書いてくることを決めた。彼は「マンガで描いてくる」って言ってました。
僕は、とても楽しみにしています。では、また、来年。

一二月二五日　こもり

第四回面接で、マンガ『うんこのれきし』(図1)が持参された。そのときの様子を再び手紙で紹介しよう。

誠くんとお父さん、それにお母さんへ

今日は、二週間会えないので、そのあいだ誠くんがだいじょうぶかなと思って、手紙を書きました。
それにしても「うんこの歴史」の過去のパートは、迫力があったね。「タイム・トラベラー」もすごいけど、誠くんがじぶんのみじめな歴史をマンガにしてしまって、笑い飛ばしてやろうっていう勇気には、みんなが感心すると思うよ。だれでも、自分のみじめな話はかくしておこうって思うんだからね。それに、「未来のパートも描くんだ」って言ったのには、さらにビックリです。どうやって、そんなパワーを手に入れるんだい？

冬休みのあいだ、誠くんは「なんできんちょうしておしっこするのか考えて」、『気持ちのせいや、気持ちのせいや』ってじぶんに言い聞かせる」方法をみつけた。そして、「しっかり、きちんと長い（おしっこを）したら、何回も（おしっこが）でるわけない」って思いついた。そしたら、きんちょうしておしっこすることもなくなった。その証拠に、この日の面接でも、誠くんは、はじめてトイレにいかなくてすんだのさ。それで僕が「きんちょうするたびにトイレにかけこむ誠くんと、自分で『気持ちのせいや』って言い聞かせてガマンしようとしている誠くんのどっちがすきだい?」って聞くと、「自分で言い聞か

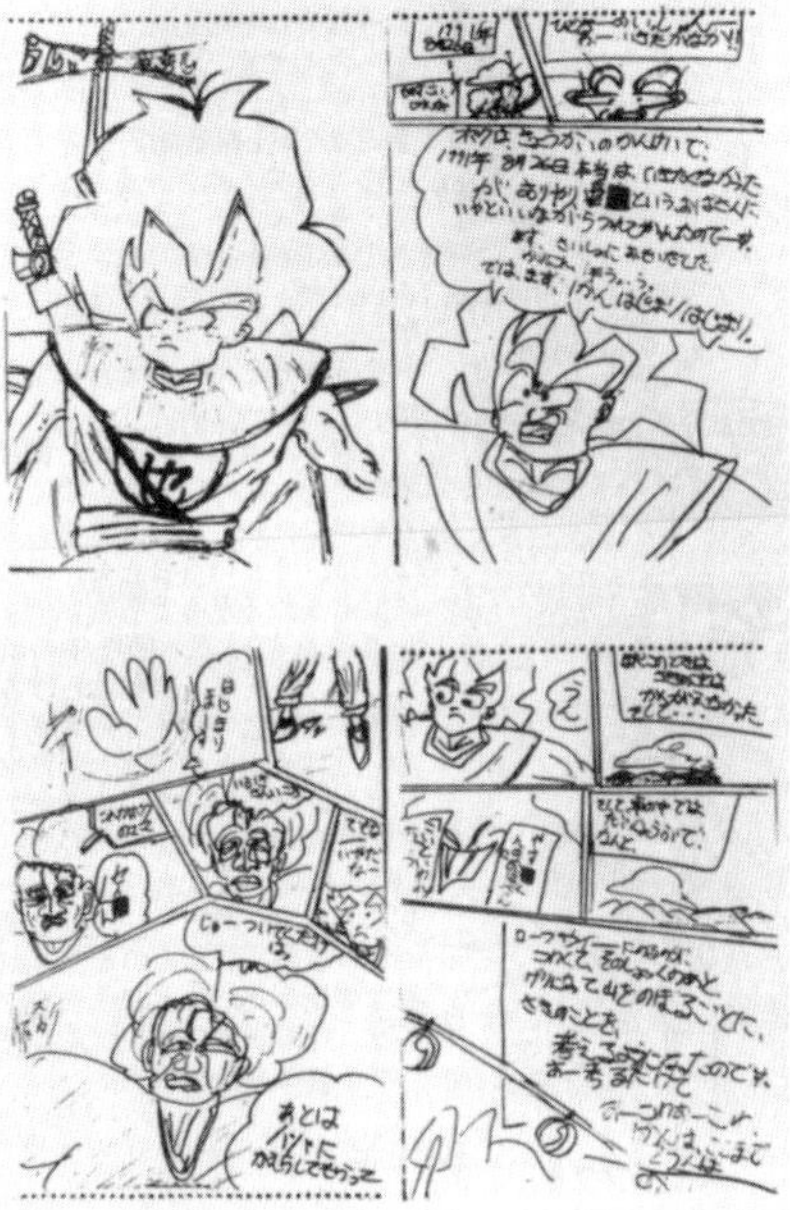

図１　マンガ『うんこのれきし』過去の部
1991 年 8 月 26 日　ものすごいじけんが　ひげきのいっしゅん，あーいきたかなかった　ボクはきょうかいのかんけいで 1991 年 8 月 26 日本当はいきたくなかったが、むりやり安[redacted]というおばさんに，いやといいながらつれてかれたのでーす。まず、さいしょにおもいだした，かれこれ，1 年うっうっ，では，まず，1 かんはじまりはじまり。
はじまりまーす　これがボクのママ　セイ[redacted]くん　いぶきさんいこう　でもなーいやだなー　じゃーついてくだけはっ　あとはパパにかえらしてもらって
うん　まだこのときは，さきのことは、かんがえなかった，そして……やす[redacted]くんのおばさんに，むりに「こい」といわれ　そして車の中ではだいじょうぶで，なんと　ロープウェーにのるのが，こわくて，そのしょっくのあと，げりになって，山をのぼるごとに，さきのことを，考えるようになったのです。あーかんがえるだけで，おーこわ　おーこわ，1 かんは，ここまで。2 かんは

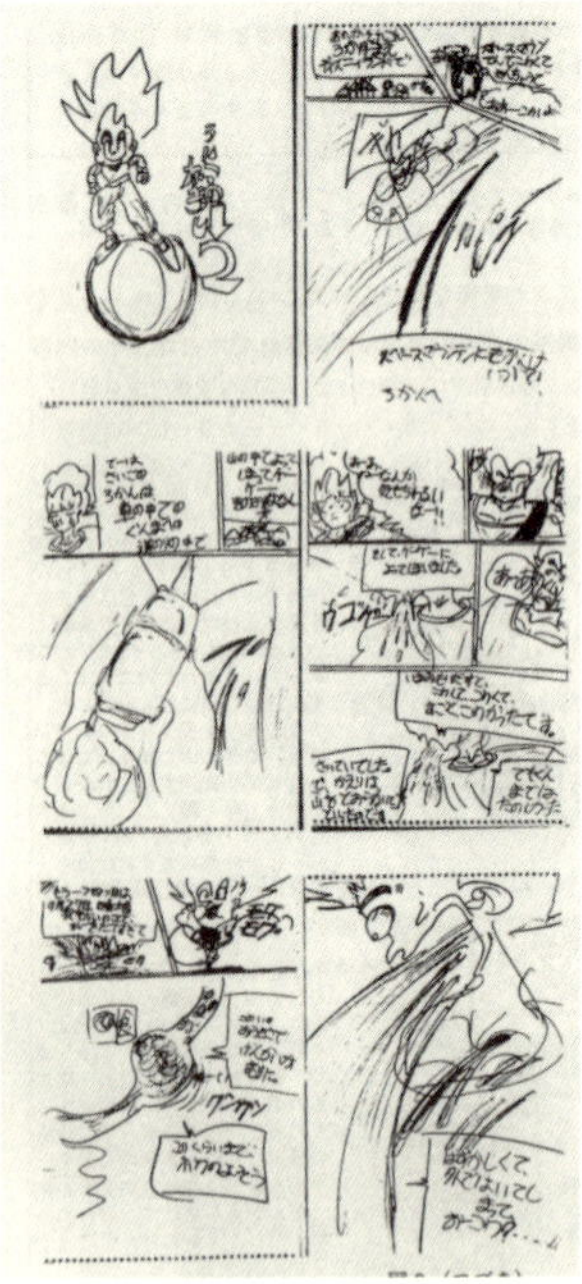

図1 （つづき）

あれかそれこれ３カ月まえ，ディズニーランドで　スペースマウンテンで，こわくてきんちょうで　ああーこわいよー　ギャー　スペースマウンテンにもかんけいが？

でーは，さいごの３かんは，車の中の道のりの中で　山の中でよってしまってゲーゲー，そのおはなしを，ブッブー　あーあ，ねーなんか気もちわるいなー！！　　だいじょうぶ　そして，ゲーゲーによってしまいました，ウゴゲー　あーあ　いまおもいだすと，こわくてこわくて，すごくこわかったのです。さいていでした。でも，かえりは「山をとおらないで」といったのです。でも[redacted]はたのしかった。もう一つ四つ目は，７月27日，[redacted]，子どもかいのことで，カレーをたべすぎで　モグモグ　このいのおうきさでげんかいがむりに。このくらいまで，ボクのよそう。グングン。はずかしくて，外ではいてしまって，おーこわ？

（以下，文のみ）そういうことで，よく，こわいことが，四つありました。ぼくは，そういうことを，かこにもどり，とりもどしたいです。かこにもどって，1992年のれきしを，かえて,，学校にいけるようになりたいです。いまボクは,「タイムトラベラー」のマンガをかいています。そのマンガは，ミライへ，かこへのだいじけんです，それも，もっていき，よんでください。それを書いていると，じぶんのミライがどうなるかと，かんがえます。じゃ，いままでのマンガよんでくださってありがとう。

せるほうが楽！」って答えた。「いちいち、おしっこしとると体力の限界にきて疲れてしまう」んだ。それに、「もしもおしっこしなくてすむようになると、どんないいことがあるんだい？」って聞くと、「みんなとしゃべったり、給食時間に食べれたり、おしっこをもらさんですむし、トイレから離れたとしても心配ない。この前、病院へ来るときは、二回も車から下りたのに、今日は一回も下りていない」ってことになるまで、君はパワーアップした。

『うんこの歴史』未来の部で、君がどんなふうにパワーアップしていくのか、とてもとてもとてもとても楽しみです。

じゃあ、また。

一月八日　こもり

第五回面接には、父親と誠くんに加え、母親も参加。主に母親から、父子への適応の難しさが語られた。誠くんは「うんこのことであんまり心配しなくなった」と話した。マンガ『うんこの歴史』の未来の部は、図2に示した。

第六回面接では、M先生が作ってくれた通行手形をブラブラさせながら、「学校はそんなにいやじゃなくなった」と言い、友だちの名前や、毎日一時間ずつ登校していることを自慢げに語った。通行手形は絵馬で作られていた。表には、〝通行手形〟と筆で書かれ、右には彼が大好きな〝聖闘士星矢〟のキャラクターが「これさえあれば　もう大丈夫！」と語り、左には〝便通腸内安心〟という印まで押されていた。裏には、彼の名前が横書きされ、その下には矢印で〝学校中のトイレ〟

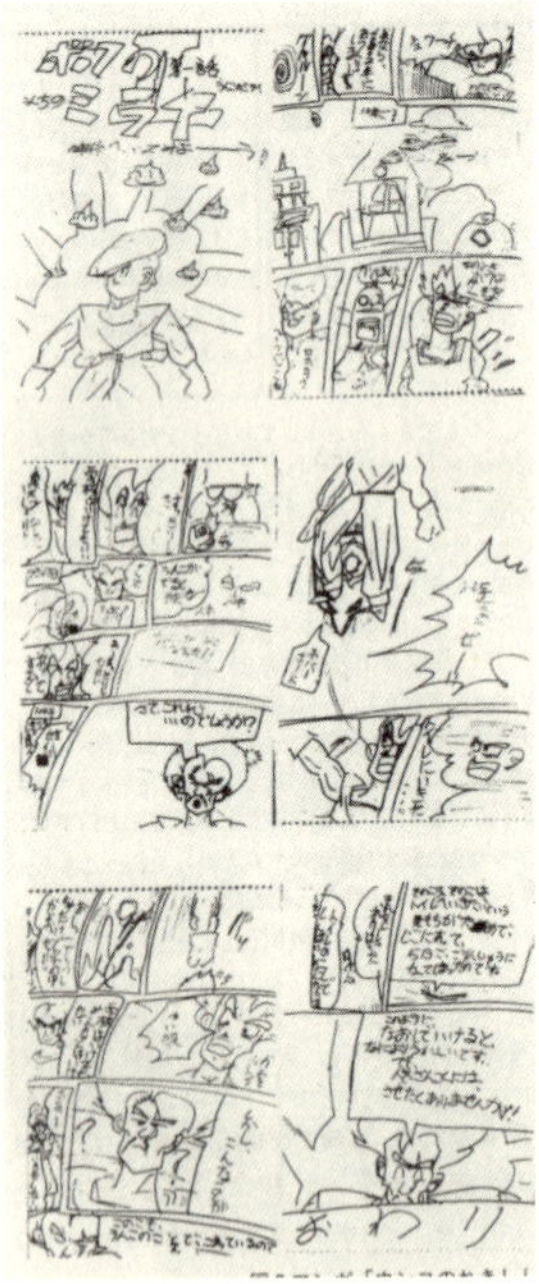

図2 『ボクのうんちのミライ』第1話　うんこのミライ

10年後へ，いってみよーう！！　グルルーン　いまから，2002年におうくりしまーす。シュワーチっ，わたしは10年ごのボク　10年ご？　そのときボクは『クソ』を，グッ　クソしましたか，カパッ，はい！！　ああ，ロボタか，ふいてくれ

フキ，フキ，ギッ　あーすっきりしたー！！　学校はいけても！！　車でみんなといっしょ！！　つぎの日，さて，30年ごのボク，せい■はどうするでしょう　うんこがでるとやなだー，ドキ，ドキ　あーすっきりした！！　なんと，みんなといかなかった！！　2002年，オーイ，セイ■　さて，これでいいのでしょうか？

遊ぼうぜー！！　ホバーボート　トイレにいきた……

おしっこもらしちゃったけど水の中でよかった！！　バッ　かんそうしろ，せい服　学校はいけても，みんなとはいけない　ああーいきたくない　しかし，こんなことが　このこも，うんこのことで，こまっているのです。

そのころ，そのこは，トイレへいきたいという気もちがためで，じこにあって，5日ご，ごりんじゅうになってしまったのです　それをしったボクはっ，トイレのことでしんぱいしなくなりました　このように，なおしていけると，なによりうれしいです。でも，人をざんこくには，させたくありませんが！！　おわり

と教室名が結ばれ、「自由に行けるよ！」と明記されていた。センスあふれる作品である。
第七回面接では、父親が病気で一〇日間入院したとき、見舞いに行くのに、普段なら遠出は車でしかできなかったのに、その時は、電車とバスを乗り継いで片道一時間の行程を無事往復したことが語られた。学校での排便／排尿の問題はほとんど影を潜め、登校も可能となった。この面接に同席した同僚の小児科医から、次の手紙が送られた。

誠くんへ

こんにちは。はじめまして。突然へんな手紙がきて、びっくりしていることでしょう。僕は二月二〇日に誠くんが大学病院に来たとき、小森先生の横にいた、もうひとりの先生です。誠くんとお父さんと小森先生の話を聞いていて、僕も仲間に入れてもらいたくて、はじめて手紙を書きました。だって聞くだけ聞いて知らんぷりでは、よくないでしょ？　せっかく誠くんが「いっしょにいてもいいよ」って言ってくれたのにね。（中略）
あのときは、誠くんががんばっていて一週間に一日しか休まなかったんだね。それを聞いた小森先生はびっくりしてしまって、「そんなにがんばってだいじょうぶかな」、「〝ふりだしにもどる〞がでちゃうとこまるなあ」って言ってたね。そして誠くんが描いた『うんこのれきし』のマンガや、M先生の作ってくれた〝通行手形〞を見せてくれたね。
誠くんと会ったのは、ほんの三〇分くらいだけど、誠くんが自分でいっしょうけんめい考えて学校へ行こうとがんばっているのが、よくわかりました。そして、お父さんやお母さんやM先生や小森先生が、それぞれの立場で温かく誠くんを見守っている感じがわかって、なんだか「じ〜ん」とくるものがありました。

いわた

第一〇回面接は、誠くんが五年生になって二週間後で、担任が厳しい男の先生になったことが語られた。欠席は、週に一回。面接は上限一〇回という設定により、ここで治療終結。三カ月後のフォローアップでも、腹痛などの不定愁訴はなく、同じペースでの登校が確認された。

コメント

図3の面接質問チャートに沿って、誠くんの治療経過を振り返ろう。これは、問題に対する解決努力を止めることで悪循環を断って行動変化を目指す介入（ステップ3a、4a）と、問題のない例外的エピソードを強調することで良循環を狙い（当人たちの士気を高めるなどの）認知変化を目指す介入（ステップ3b、4b）のどちらか、ないし両方を進めて行くためのものである。前者がMRIブリーフセラピー、後者がナラティヴだ。いずれにせよ、問題はある程度具体的にしぼりこまれていなければ、ステップ三には進めない。

初回面接で、困っている人の決定（ステップ一）は、父親と誠くんとのあいだで微妙に揺れたものの、誠くんの積極的な参加により、父親の提出した〝登校拒否〟という問題設定も、本人の〝ト

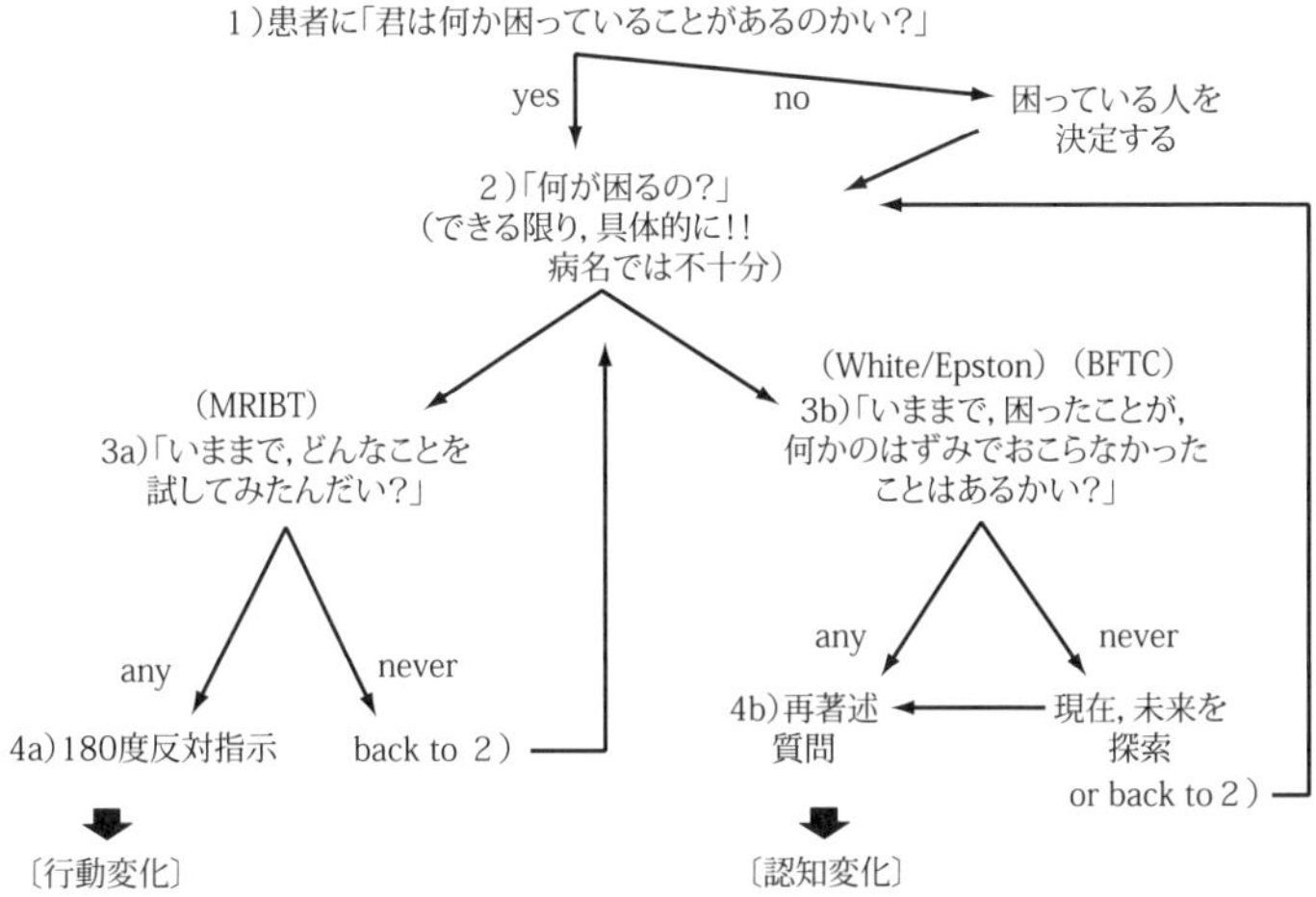
1）患者に「君は何か困っていることがあるのかい？」
yes
no
困っている人を
決定する
2）「何が困るの？」
（できる限り，具体的に！！
病名では不十分）
(MRIBT)
3a)「いままで，どんなことを
試してみたんだい？」
(White/Epston) (BFTC)
3b)「いままで，困ったことが，
何かのはずみでおこらなかった
ことはあるかい？」
any
never
4a）180度反対指示
back to 2）
〔行動変化〕
any
never
4b）再著述
質問
現在，未来を
探索
or back to 2）
〔認知変化〕

図3　面接質問チャート

イレの心配〃というより具体的な問題へと変化した（ステップ二）。

　第二回面接におけるトイレ通いの中断は、現在の〝ユニークな結果〃であり、冬休みに誠くんが「頻尿は気の持ちようだ」と自分に言い聞かせることの素地になったと考えられる（ステップ3b）。第三回面接では、継母への不満に続き、〝うんこのれきし〃が口述される。これは、それを記述するという宿題を受けて、過去だけでなく未来も含めた探求へと展開していく。

　一方、「他人に気づかれないようにウンコをしなければならない」という誠くんの解決努力（ステップ3a）は、一八〇度反転され、〝通行手形〃という細工の力を借りて、今までとは反対の行動、すなわち誰にはばかることなくトイレに行くよう介入されている（ステップ4a)。その結果、〝トイレの心配〟にまつわる問題行動は変化した。

さらに第四回面接では、冬休みの〝ユニークな結果〟(頻尿は緊張によるものだと言い聞かせることによる克服体験:ステップ3b)が、三通目の手紙の第二段に示したような再描写質問(「きんちょうするたびにトイレにかけこむ誠くんと、自分で『気持ちのせいや』って言い聞かせてガマンしようとしている誠くんのどっちが好きだい?」「もしもおしっこしなくてすむようになると、どんないいことがあるんだい?」:ステップ4b)によって強調されて、彼が自信をもつほどの認知変化が起きたと考えられる。

問題の歴史をたどる

八〇年代後半に日本でも隆盛を極めた先鋭的な家族療法は、「いま、ここで」の相互作用に介入することを最重要課題と考えたので、過去への言及は回避すべしとされた。〝家系図〟を利用したり〝原家族〟を持ち出すのは、精神分析を引きずるシステム論的に中途半端なアプローチとして一段低く見られていたのである。過去は変えられない以上、それを治療に持ち込むのはナンセンスだという考えが、共有された。人々が(現在の問題を解決するには)過去の原因を突き止め修正しなければならないと考える傾向を敬遠するためとはいえ、この程度のプロパガンダが通用したこと自体、家族療法がいかに熱狂的に迎えられたかという証である。

ナラティヴでは、問題のしみ込んだストーリーがいったんあきらかにされたなら、それと矛盾するエピソードを積極的に探求する。つまり、問題の起こらなかった場面を、現在のみならず、過去にも未来にも探るのである。その点で、過去の取り扱い方は、家族療法と精神分析、どちらのアプローチとも異なっている。

・最初に問題に気づいたのは、いつですか？
・問題があなたの人生に入り込む以前について、何を憶えていますか？
・問題が一番力を持っていたのはいつでしたか？　では、一番弱っていたのはいつでしたか？
・問題よりもあなたのほうが強かったのは、いつでしたか？

このような質問によって、問題影響力の栄枯盛衰が実感されれば、それまでとは違うストーリの出現が期待できるようになる。誠くんの場合、過去よりも〝未来の部〟がそれに役立った。問題弱体化のイメージが膨らめば、当然、現在における行動変化は、より容易になる。

これは何も、いわゆる心理社会的問題に限った話ではない。たとえば、うつ病の抑うつは午前中に強いという日内変動がある。夕方の限られた時間にはかなりの活動が可能だったりする。長引いたうつ病の治療では、それを最大限に利用する。人々が病い自体（うつ病）は変化させられなかったとしても、活動のできる時間（解決）の傾向を過去にさかのぼって知ることで、病いとの関係を変えていく援助の重視は、ナラティヴな働きかけの特徴である。

視覚性と物語り

もともと、誠くんを症例報告したのは、マンガという視覚の混じった自己表現によって（会話という聴覚的やりとりやそれを記述した文書手段のみの場合に比べ）問題設定の変容が促進されたのではないか、という思いつきからだった

面接中に口述された「うんこのれきし」が忠実にうんこを題材としているのに対し、宿題で記述された『うんこのれきし』では、恐怖が前面に押し出されたテクストになっている。つまり、「うんこのれきし」の過去の部が、題名は「うんこのれきし」とされながらも、その内容は、いつのまにか消化器にまつわる恐怖にすり替えられたのだ。このような〝うんこ〟から〝恐怖〟ないし〝恥ずかしいこと〟への読み直しには、書き手である誠くんとマンガのあいだの相互作用というべきものが反映しているのではないか。〝登校拒否〟という診断名が、〝うんこの心配〟という、いくらか過敏性腸症候群を想定させる問題へと読み解かれたあと、症状ではなく、誠くんが自らなんとか立ち向かえそうな問題としての〝恐怖〟へと読み直されていく過程は、ブリーフセラピストが重視する問題の絞り込みでもある。

『カルヴィーノの文学講義』において〝視覚性〟は、想像力の働き方にからめて論じられている

が、想像力の働き方は、「言葉から出発して視覚的なイメージに到達するものと、視覚的なイメージから出発して言語的表現に行き着くもの」に区別されている。そして、カルヴィーノ自らの創作法は、両者の統一を求めることだという。つまり、たとえ発端が視覚的想像力であっても、遅かれ早かれ、推理と言語表現が押しつけられることを想定しているのだ。であれば、誠くんも同じ立場にある。うんこ／嘔吐にまつわる恐怖は視覚的イメージとして当初、誠くんを怖じ気づかせていたものの、彼がそれをマンガに描くなかで、推理と言語表現が押しつけられ、別の論理へ展開したのだとすれば。悲劇でしかなかったイメージが、抵抗／克服という物語りに変化することは、ひとまず治療と呼ばれて差し支えないだろう。

ところで、カルヴィーノは後半で、文化が私たちに提供するイメージの果たす役割について考察している。イメージの氾濫が私たちの想像力にネガティヴな影響を与えはしないかという問題である。そして、「未来にむけて救うべき価値の一覧表のなかに視覚性を私が加えたのは、今私たちが人間の基本的な能力のひとつを、すなわち目を閉じたまま視像をはっきりと結ばせたり、まっ白なページの上に並ぶ黒い文字の列から色や形を浮かびあがらせたり、またイメージによって考えるという能力を失いかけている危険を警告したかったから」だと述べる（注2）。たとえば、彼が親しんだ一九二〇年代イタリアの子供新聞のマンガにスピーチバルーンはなく、自ら空想してストーリーを補完することが、いかに空想力の鍛錬になったかと振り返る。

そういえば、私がスクイグルに耽溺していた頃、描き合うだけでは満足しないで、四、五往復のスクイグルを順に並べて、子どもたちに物語を作ってもらったものだ。たとえば、不登校の男の子が、「ヘビは足がないので靴はいりません」と語ったのには、かなりドキリとさせられた。また、盗みを主訴に紹介された女の子の「すべり台をすべった女の子の顔が、急にこんな顔に変わっちゃった!」という読み取りに対する「これ、君に似てるね」という返答が、「ちがう! だって、こんな口じゃないもん!」と完全否定されるには、姉がアイドル歌手みたいに可愛いのに彼女は兎唇の手術を受けていたという背景があったこと。そして、それになるほどと思うのも束の間、三年間続いた盗みをあっさり止めて、次回のスクイグルでは「黄色に融ける星」を描いてみんなをうならせたことなど。そんなふうにして、子どもたちの視覚的想像力には限りがないことを実感させられた。

問題解決にはさまざまな能力が必要である以上、視覚的イメージ力の減弱化は、問題解決能力の低下につながりかねない。だとすれば、いわゆる絵画療法の枠を超えて、非言語的表現である描画と言語的表現であるスピーチバルーン/ストーリーの両者が相乗りする、不思議なメディアであるマンガの治療的利用は、もっと探求されて然るべきだろう。たとえば、既成のイメージは、ネガティヴな影響ばかりでもない。誠くんがマンガのヒーロー〝聖闘士星矢〟に自らをだぶらせていたことはあきらかで、それによって、未来の部が生まれ、治療は展開した。しかし、現代の日本ではテクノロジーの進歩により、イメージと想像力の問題は、さらに次の段階に進んでいる。テレビゲームによってヴァーチャルな世界と現実の世界の区別がつかなくなっているのではないかと指摘される問題だ。

喜びと包含

私が八五年の医学部卒業に向けて、研修先を考えていた頃だ。地方の医学生は、全科ローテートではなく、志望科の大学医局に入り、そこでストレートに研修を始めることが多かった。私もごくあたり前に、どこかの精神科に入局できればと思っていた。そんななか、夏休みにクラスメート三人で聞き合わせに出かけた、ある大学の精神科医局長のこんな言葉が、決定打となった。「君たちのようなデビエート（注3）していない人間は、うちにはこなくていいですよ」確かに自学の先輩諸氏を見ても、その言葉はリアルだった。私はなぜか小児科医になった。

そんな経緯の小児科医が情緒障害の子どもたちを診るようになるのは当然のなりゆきで、家族療法実践もその結果のひとつだった。誠くんの治療は、MRI留学を終えて小児科領域の情緒障害治療をひとつの専門分野として実践していこうとしていた時期だったから、こちらは確かな手応えを得て、自らの実践が認証される感覚を得たものである。今から思えば、対象が同じく子どもだとはいえ伝統的児童精神医学とは異なる子どもたちやその家族との治療を経験できたことは、遠回りの利点だった。そんな子どもたちとのスクイグルや手紙療法が、どれほど〝喜び〟を与えてくれたことか。これを、咳鼻水の日常診療の退屈さから救われたと言うのは、正しくない。デューティワークの安定性に対する感謝や、そこに驚きを見出す歓びは、また別の話である。

誠くんも、そんな子どもたちのひとりだった。自作マンガを手みやげに、私の質問にニコニコしながら答えてくれた。さらに、担任のM先生の〝通行手形〟は、小中学校にスクールカウンセラーが配属されていなかった当時、担任教師の見事過ぎる介入として、いつまでも私の記憶に残った。図3の面接質問チャートを同業者に説明するのに、どのくらい誠くんのケースが説得力を持ったことか。当時、家族療法の業界では、問題志向か解決志向かという議論がかまびすしかったが、そのような二者択一がこちらの事情に過ぎないことは一目瞭然である。誠くん家族が得たものよりも、私たちの得たもののほうが大きいかもしれない。

また、同僚の岩田君が誠くんに書いた手紙には、〝包含〟された治療者体験がよく描かれていると思う。小児科受診と違って、敷居が少しばかり高い心身症外来にやってくることが、子どもにとっては特別なことだった当時、ほかの子どもたちの声が聞こえない午後外来という隠れ家には、親密さが溢れていた。一般身体医療におけるこのような vulnerable な（攻撃誘発性の高い）仕事をすることのつらさとは裏腹のこのような感覚を、有責性に絡めて考えるべきことなど、当時は思いもしなかったけれど。

＊本章で紹介するケースは、下記の論文に初出のものである。小森康永：ドローイング・サクセス・ストーリー、臨床描画研究、VIII:186-201, 1993

注1　本書におけるケースの人名はすべて架空のものである。プライバシー保護の観点から、ケースの詳細は割愛し、

適宜変更を加えた。ナラティヴでは、通常、問題の形成に影響したと考えられる諸事情よりも、解決の構成に貢献したと考えられる会話での共有に重点が置かれている。

注２　聴覚においては、シェーンベルクのこんな発言を思い出す。「本が必ずしも音読される必要がないのと同様に、音楽も演奏される必要はない。なぜなら音楽の論理は印刷したスコアに完璧に表されているのだから。そして演奏者はどんなに自分の重要性を強調したとて、本当は全く不必要な存在なのだ。例外は楽譜の読めない気の毒な人びとのために、演奏者が曲を解釈して理解できるようにしてあげるときだけなのである」（バザーナ『グレン・グールド演奏術』四三頁）

注３　deviate：偏倚する

第2章　正確さ

ときとして私には、何かしら疫病のようなものが、人類をもっともよく特徴づけている能力、すなわち言葉を用いる能力を駄目にしているのではないかと思われることがあります。その徴候は、識別的な機能や端的さの喪失、あるいはまた表現をおしなべてもっとも一般的な、没個性的で、抽象的な決まり文句に均一化させてしまい、その意味を稀薄にして、語と語が新しい状況に出合うときに発する火花をいっさい消し去ってしまおうとする一種の無意識的・機械的な振る舞いとして現れています。

イタロ・カルヴィーノ、一九九三

七夕と日曜野球

さなえちゃんとお父さん、お母さんへ

さなえちゃんが髪の毛をぬいてしまって、ちょうど頭の真ん中が、すっぽりなくなってしまっていることを、お父さんやお母さんは、とても心配なさっていましたね。でも、さなえちゃんが部屋に入ってきたとき、僕は、抜毛症の子が来るって書いてあった紹介状を思わず見直しました。それほど、お母さんは上手に、さなえちゃんのハゲているところをかくしていました。

「何が困るんですか？」とたずねると、お母さんは「とにかく、かわいそうです」とおっしゃいました。でも、さなえちゃんに「こまっているの？」とたずねると、「ううん」と首を横にふりましたね。それで、僕が「こまっているのは、お母さんだけですね？」と言うと、それまで、だまって、じっとおはなしを聞いていたさなえちゃんが、ニッコリ笑ったのが、とても印象的でした。その後、お母さんは、プールが始まると、泳いだ後に、水泳帽をぬぐので、どうしてもハゲているところが、クラスの子に見られてしまうこと、それに、大人になってもこんなふうだったら、という心配とかを、とても、あっけらかんと話されました。すごく、なごやかな雰囲気で面接ができたので、思わず、僕のほうまで楽しんでいることに気がつきました。

問題が、家族の誰かとか、家族の人間関係に与えた影響は、何もないように思える、とお父さんもお母さんも言われました。そのあとで、家族の人間関係とか、誰かが、問題に影響を与えることはないのですかとたずねると、今度は、お母さんが、こんなことを話されました。このごろ、さなえちゃんがお母さんにべったりくっついてくるので、それを受け止めてやっていると、それ以上、病気が悪くならないような気がしてきたそうです。もしも問題が、さなえちゃんのハゲそのものではなくて、そのことを心配しすぎるお父さんやお母さんのほうこそ、問題を持って困っている人であったなら、それを、お母さんとさなえちゃんがおふたりの力で、やっつけてしまったことになりますね。それに、もうひとつ。たなばたの日には、さなえちゃんは「早く病気がなおりますように」とタンザクにお願いごとをしましたね。その翌日、いつもは、お父さんやお母さんとは、あまり話をすることもなくて、お人形さんごっこをして遊んでいることの多いさなえちゃんが、「あの笹が川で止まっていないかどうか、見に行けたらいいね」とお母さんに言いました。そして次の日にお母さんとさなえちゃんは見に行ったのですね。きっと、そんな笹の葉が、他にもあるのかもしれません。そうだとしたら、きっと、笹の葉を流し終わったとき、さなえちゃんの髪の毛は、また、もとのようになるんでしょうね。

また、次に会えるのを、とても楽しみにしています。

七月一三日　こもり

追伸。面接後のあと知恵。「何が問題なのですか?」も大切ですけど、「どんなことがおきたら、その問題は、よい方向に進みだしたと思えるのですか?」も考えてください。

これは、抜毛症の九歳の女の子の家族との初回面接を記した手紙である。父母と中学生の姉がふたりの五人家族。第二回面接も手紙に要約したので、そのまま紹介しよう。

さなえちゃんとお父さん、お母さんへ

七月二四日の面接で、お母さんは、さなえちゃんが「だいぶ変わった」と言われました。彼女が、急に明るくなって、その日に学校であったことを何でも話してくれるようになったことなど、きっと、それは、抜毛が治っていくにふさわしい生活が用意されはじめたことかもしれません。もしもそうなら、さなえちゃんの持っている力を信じて、様子をみることもよいのではないかと思います。本当のことを言うと、僕は、変わり方があまりに急なので、すこし心配しています。ゆっくり起こる変化のほうが確実だと思っているからです。

前回の面接の帰りに、車の中で、さなえちゃんは、「先生から、あんな宿題もらったけど、どうするの？」とお父さんたちをとても心配していたそうですね。お父さんは、「今は困っていることはないから、返事のしようがない。自分で考えて、何も困っていることがなかったら、次の予約だけ行くことにしたらいいんじゃないか？」と答えられました。僕も、その意見に大賛成です。

お母さんは、僕が一三日に出した手紙を「とても良い手紙」だとおっしゃって、さなえちゃんに、学校の先生にも見せるように言われましたね。そして、さなえちゃんが、それを先生に見せると、次は、校長先生にも先生に見せようってことになったんですね。手紙は、僕のところから、どんどん流れていったんですね。そうそう、例の笹の葉は、まだ、前の場所に引っかかっているんですね。お母さんとさなえちゃんは、いつも川にくると、それが気にかかって、お母さんが「目が悪くなったのかな？ 竹に見えないね」とごまかそうとしても、さなえちゃんは「あれは、うちのだよ」と主張して、「あれ、『引っかかっている』って言うの？」と聞かれると、「絶対、言う！」と答えたんでしたね。

そのあと、お母さんは、さなえちゃんが抜毛になった原因について、ご自分の考えておられるストーリーを話されました。それは、子育てがすこし落ち着いたので、パートに出たところ、その仕事先で、顔にひどいヤケドをしてしまい、おうちへミイラのような格好で帰って、子どもたちを本当におどかせてしまったこと。それが、彼女の心の傷になったのではないかと説明されました。僕には、その真偽のほどは分かりません。ありそうな話だとは思いますが。お母さんが、それを信じ込みすぎて、ご自分を傷つけることがないように、ということです。

八月七日に、また。

七月三一日　こもり

このあと、ご家族から「自分たちだけで大丈夫です」という電話が入ったので、困った時にはまた連絡するように答えた。ウィニコットの「オン・ディマンド」法である

コメント①

さなえちゃん家族との面接を、同じく面接質問チャート（第1章、図3）で解説しよう。

ステップ一において、さなえちゃんは困っていないことがあきらかにされ、困っている人は母親であることが判明する。そして、困っている内容としての抜毛が問題化するのは、「プールが始まると……」とか「大人になっても……」といったように、現在の出来事ではなく、ある一定の場所や時間におけるものであることがあきらかになる。そして、それでは治療を組み立てていく上で設定すべき「問題」として適切ではないとされ、ステップ二は、宙づりになる。

ところが、問題の設定はあいまいなまま、問題が家族に与える影響と家族が問題の存続に及ぼす影響を訊ねたところ、問題は「さなえちゃんの抜毛についての母親の心配」であることが判明してくる。そして、その問題のない例外的エピソード（ステップ3b）として、娘のスキンシップの要求を受容したことと、ひとりで遊んでいることが多かったさなえちゃんが母親と一緒に七夕の笹の葉がうまく流れていったかどうか川へ確かめに行ったことが語られた。

二通目の手紙では、再著述質問（ステップ4b）として、抜毛症のために暗い性格になったさなえちゃんというイメージの撤回宣言が母親から教師へ流布したことを支持すると同時に、笹の葉はい

つ流れていくのかとメタフォリカルな示唆をしている。そして、さなえちゃんの抜毛が自分のせいだとする母親の見解に理解を示しながらも、そこから抜け出ることを奨励している。

春樹君とお母さん、お父さんへ

二回目の面接で、とても面白いお話が聞けたので、それを手紙にまとめて書いておくことにしました。

春樹君は、二歳のときからの円形脱毛症がひどくなってきた、ということで、僕のところへ紹介されてきました。それでも、僕は魔法使いじゃないので、すぐ髪の毛を生やしてあげるわけにもいきません。ですから、とりあえず、そのハゲのことで、何がこまるんですかってたずねると、春樹君は、「他の学校の子たちが、ジロジロ見たり、『ハゲ』って言ってはやしたてたり笑ったりするのがこまる」って言いました。となると、まずは、そんなふうにいじめられないようにすればいいわけで、そのための第一歩として、どんなふうに他の学校の子たちは、彼のことをはやしたてるのか、そのやり口を、日曜野球の対抗試合のときに、よーく観察してくることを宿題にしました。ここまでが、第一回のあらすじです。

彼の報告によると、一七日の試合に限って、「ハゲ」っていう子はいませんでした。つまり、宿題はできなかったんです。でも、「どうして他の学校の子たちは、『ハゲ』っていわなかったんだろうね?」って僕がたずねると、彼はこんなふうに答えました。

一　野球の試合で、あいさつをするときに（ここでは、もちろん帽子を脱ぐので、ハゲが一番目立つところなんだけれど）、彼は「ハゲていることを忘れてしまっていた」んだって。僕は、すぐには、彼が何を言っているのか分からなくて、たしか三回、聞き直したよね。とにかく、なんか、この答えには、とっても驚かされたんだ。それで僕は、こんなことを思いついた。「ハゲていることを気にしている人の顔と、ハゲていることを気にしていない人の顔を比べたら、いじめっ子は、やっぱり、それを気にしている人の顔のほうを見つけて、いじめたがるんじゃないかな?」つまり、彼は「ハゲていることを忘れてしまっていた」ことによって、ずいぶん違う顔つきをしていた可能性が高いってことなんだよ。これが第一の仮説。

二　彼は、キャッチャーで五番打者なんだけれども、あの日、一回の表のノーアウト一塁のときに、盗塁する奴を上手く刺したんだね。すると、そのあと、ひとりも盗塁しなくなっちゃったんだ。きっと、君は相手のチームに、なかなか肩のいいキャッチャーだと思われたんだろうね。つまりさ、相手は「ただのハゲじゃないぞ」って思ったんじゃないかな? 僕は、この読みは、なかなかいい線いっていると思うよ。

三　それに、これは、だめ押しかもしれないけれど、彼のチームは、一二対〇のコールドで勝ったんだね。負けたチームが、そんな相手のクリーンナップを「ハゲ」だなんて言えないさ。

僕の出した宿題は、そのままやってくるわけにはいかなかったけれど、どんなときには「ハゲ」って言われないのか、すこしわかってきたね。

僕が「今度は、言われるかもしれないから(宿題をやっておいて)」って言うと、彼は、こんなふうに答えたんだ。「勝つでイイ」。彼は、「ハゲ」って言わせない手を、もうひとつ見つけたんだね。

この話が面白い理由のひとつには、最初にお母さんがしてくれた、春樹君についての描写と、今回、彼が話してくれた描写が、かなりずれてたって、こともあるんです。お母さんは、「この子はずっと髪の毛がないので、可哀想だ、可哀想だ、髪の毛のない人の気持ちは、髪の毛のある人には、思い描くことができないほど……」って言われましたね。でも、春樹君は、人から同情されて慰められるのが好きな、そんな弱い子じゃなくて、本当はもっと強い子に見えます。だから、次の僕たちの課題もこなしていけると思うよ。

それは、まず次の答えを探すことです。

①「ハゲ」っていじめる奴らのやり口は、どんなものなのか？

②それにどんなふうに答えたら相手をギャフンって言わせることができるのか？

では、また来週。

こもり

これは、脱毛症で相談に訪れた一一歳の男の子とその家族への手紙である。家族構成は、父母と弟ふたりの五人。

このあとの第三回面接では、宿題の答として、相手のやり口が語られた。「僕がひとりでいるときに、集団でやってきて、まずひとりが言って、そのあとで、他の子が続ける。指をさす」。そして相手をギャフンと言わせるには、「こわい顔でウルセエと言うのがよい」と答えた。実際に、試合中にそうしてやると、「たったの一分くらいで、相手は退散したので、『うっとうしい』と思っただけで、涙は出なかった」とのことだった。それまでは、小さな声でしか「ウルセエ」と言えなかったのに、どうしてその日だけは違うふうにできたのかと問うと、「先生が相手のことを調べてこいと言ったから」と彼は答えた。また、私が「小さい声でしか『ウルセエ』って言えない人と、すごんだ声で『ウルセエ』って言える人は、どう違うか？」と訊ねると、前者のほうが「からかわれやすいのでキライ」で、後者は「男らしく」「本気でうるさいって思っているひとにみえる」ので「好き」で「こっちになりたい」と答えた。私は、「じゃあ、（前者には）サヨナラだね」と返した。

第四回面接では、試合中にキャッチャーマスクをはずしたときに帽子が脱げたけれど、誰も何も言わなかったことが報告された。「なかなか実地訓練ができないね」と私は言った。第五回面接では、隣のクラスの子にからかわれたことが語られたが、彼は、追いかけて行って頭を叩いてやったと得意げだった。結局、この先、野球はシーズンオフに入り、ハゲをからかわれる場所がなくなるので、必要があれば再診ということになった。

コメント②

さなえちゃん家族との面接同様、ここでもチャート（第1章、図3）に沿って、面接過程を再確認していこう。

ステップ一として、母親が春樹君の脱毛を心配していることが語られたものの、春樹君本人からさらに具体的に、困っていることの内容（「他の学校の子たちが、ジロジロ見たり、『ハゲ』って言ってはやしたてたり笑ったりする」）が語られたところで、問題が設定される（ステップ二）。そして、脱毛症のことをからかわれなかったり、からかわれても自尊心を傷つけられなかった例外的エピソードが語られ（ステップ3b）、それに対して、再著述を促進する質問（ステップ4b、「それまでは小さな声でしか『ウルセエ』と言えなかったのに、どうしてその日だけは違うふうにできたのか？」「ちいさな声でしか『ウルセエ』って言えない人と、すごんだ声で『ウルセエ』って言える人は、どうちがうか？」）が続けられた。もちろん、その時点では、いじめっ子のやり口を観察してくるようにという行動課題が出されており、いじめられないようにとハゲを隠したり逃げたりする解決努力に対する一八〇度反対の行動介入が、功を奏している。つまり、ステップ3a、4aも同時進行しているわけだ。

ユニークな結果を発見する

ナラティヴ実践においては、問題を設定してから、その例外的解決経験を発見するまでのあいだに（図3では、ステップ3bにおいて）、問題の歴史や影響を明らかにし、問題を文脈に位置づけることが、推奨されている。

「問題の影響を明らかにすること」は、いわゆる「患者の話を聴く」のとはニュアンスが違う。それは、ひたすら相手の話に耳を傾けることではなく、あくまでもユニークな結果を発見するための傾聴である。問題の影響についてのオープンクエスチョン後に、たとえば「その人の自己感覚」

（ハゲだといじめられて、自尊心を傷つけられた）や「親（ないしパートナー、きょうだい、労働者等）としての自分自身に対する見方」（娘を暗い性格の子どもに育てたのではないかという自己批判）などについてどう感じているのか、つまり人々が問題の影響をどのように考えているかを知る。そうすることで、治療者は間違った思い込みに陥らずに済む。さらに、なぜそのように評価するのかと訊ねることで、相手の興味やアイデア、信念、スキル、そして好みなどを知ることができる。このような面接過程は、マイケル・ホワイト[(1)]によって「立場表明地図」として、行きつ戻りつする四つのステップに整理されている。①問題を名付ける、②影響、③評価、④正当化。ちなみに、ブリーフセラピーにおいて、「なぜ」は禁句だった。患者の因果論的説明を聞いても解決に直接役立つことは何もないと考えられていたからである。

一方、「問題を文脈に位置づけること」は、いわゆる脱構築の中心であり、問題の社会構成を重視する治療者にとっては、必須のものである。暴力を容認する社会におけるDVや児童虐待、特定の容姿に価値を見出す社会におけるアノレキシア／ブリミア。脱毛、抜毛もこのような視点から捉えることができるだろう。アリスによれば、以下のような質問を相手や自らに問いかける。

・このストーリーのつじつまを合わせるためには、どのような前提がその背景にあるのだろう？
・人々の話し方やふるまい方を説明できる考えとは、どんなものだろう？
・問題の生命を支えている、あたりまえと思われている生き方や在り方は、何だろう？

問題に悩む自分というものは、社会規範から解放されればいかに自由になれるのか、そんな相対化を誘う。

さて、「ユニークな結果を発見する」とは、問題の影響が少ない時、あるいは皆無な時を傾聴することである。ソリューションフォーカスト・アプローチでいう「例外」と同義。ユニークな結果は、行為のみではなく、以下の事柄も含んでいる。計画、感情、言明、資質、願望／夢、考え、信念、能力、そして取り組み。これらを核にして、それまで語られることのなかった、新しい物語（オルタナティヴ・ストーリー）が生まれ、さらにそれが分厚くなることが、期待される。

問題設定と正確さ

さなえちゃんと春樹君のことを報告した論文では、もうすこし「主訴」の扱いを慎重にしたほうがいいんじゃないだろうかということを書いた。九歳の女の子と一一歳の男の子、抜毛症と脱毛症という違いはあっても、主訴は似ていて、通常、標準的頭髪量からの逸脱が問題とされ、一定量の頭髪増加が治療目標にされる。問題は、なんらかの機能障害の反映だとされ、治療としては（個人であれ家族であれ、主訴とはかなり離れたところにある）その機能障害の是正が求められる。（ふたりの治療が行われた）小児科のような身体科領域での治療において、これは常識である。なぜなら、そのようにしないことは、「発熱」を主訴に受診した患者に解熱剤だけ渡して帰すことと同じと見なされるからである。いわゆる心の問題も、身体疾患と同じく医学モデルで対処することが求められる。ナラティヴでは、それらを「構造主義モデル」と呼ぶ。

では、非構造主義モデルではどうなるかというと、たとえばMRIブリーフセラピーは、主訴こそが問題の設定上重要であり、問題／主訴の消失こそを治療目標にすべきだと考える。デイヴィッド・エプストンも（家族療法の歴史に関心のない方にはピンとこないかもしれないが、私にとっては文字通り我が意を得たりで）こんなふうに言う(2)。

私は常に、「問題」概念を問題化することに興味を持ってきた。この大変な仕事を始めたのは、MRIの功績であり、ジョン・ウィークランドがその代表であることは間違いない。カール・トムによる、警句に富んだ要約によれば、MRIにとって、「問題は解決努力である」が、ミラノ派にとって「問題は解決である」。ミラノ派の人々は、問題概念を比類なき熟達度でもって皮肉っている。文献を読む限り、MRIとミラノ派の「問題」概念の見直しは、「問題」構成に関してあたりまえになっていた、今となっては堆積し埋もれている実践からのラディカルな出発点であった（邦訳、三七頁）。

そこでは、抜毛症を苦にして娘が暗い性格になるのではないかという母親の心配が問題とされたり、本人が脱毛症をからかわれることが、問題として設定される。治療という物語の冒頭がどのようにはじまるのか。カウンセリングを求められた時点でどのように「問題」を設定するかによって、その後の治療過程は、大きく左右される。問題が大きければ大きいほど、治療に時間はかかるし、当然、それに関わる労力も費用もかさむ。よって、もともと短期で治療を終結することを念頭に置いたブリーフセラピーでは、問題の設定がより厳密に行われる。そして、治療が短期間で終結できないのは、問題の設定ができなかった場合であるという事実が、それを何よりもよく示している。一方、ナラティヴでは、それほどに厳密さは要求されない。まずは問題として設定／外在化してみて、それが患者家族にフィットするかどうかによって、問題設定の適切さが再度、評価されるわけだ。その再評価こそが正確であるべきだという主張。

医学は「一般的で、没個性的で、抽象的な決まり文句に均一化」させるものであり、医療は病いの「意味を稀薄にして、語と語が新しい状況に出会うときに発する火花をいっさい消し去ってしまおうとする一種の無意識的・機械的な振る舞い」となりがちだ。医学や医療こそが、カルヴィーノにとっては「疫病のようなもの」なのである。問題設定の正確さにこだわるのは、意味の復権、火花を散らすことへの誘いとも言えるだろう。これらは、問題の外在化と密接に関連している（第4章参照）。

正確さを求めるカルヴィーノの試みは、二つの方向に分岐してゆく。「一方は、それによって計算を行い、定理を証明することができるような抽象的な図式に偶然の出来事を圧縮させるという方向。もう一方は、ものごとの感じとれる様相をできる限り精密に伝えられるよう言葉に緊張を強いること」である。彼は、この二つの道のあいだをたえずゆれ動いていると告白するが、ヴィトゲンシュタインの「隠されているものには、我々は興味がない」を引用し、フランシス・ポンジュの仕事への親近感を表明しさえする。ポンジュの詩を読む限り、たぶん後者寄りなのだと想像する。彼の「かたつむり」の一節をどうぞ。

たしかに、どこへゆくにも自分とともにその殻を運んでゆくということはときには厄介なことであろうが、彼は不平も言わず、結果的にはそれに至極満足しているのである。どこにいようと、自分の家にひっこんだり、うるさい者たちを黙殺できるということは貴重なことだ。それは、全く苦労の甲斐があろうというものだ。

この能力、この便利さを、彼らは、粘液を出して自慢するのだ。どうして、おれはこれ程敏感で傷つきやすいのに、これ程うるさい者たちの襲撃から身を護り、これ程自分の幸福と平穏とを守っている存在であることができるのか。そこで、こうした不思議な頭の構え方をしているのだ。

体をこんなにぴったりと地面にくっつけて、おれは、こんな悲痛で、こんなに除々にしか歩まないが、自分自身に引きこもるとなると、こんなに簡単に地面から体を離すことができる。あとは野となれ山となれだ。ちょっと蹴飛ばされればどこへでも転ってゆく。それでもおれは大丈夫だ、しっかり立ち直り、運命が遠ざけていた地面にまたへばりつく。そして、そこにみつけるのだ、おれの食糧を、もっとも平凡な食糧である大地を（邦訳、四〇－四一頁）。

関わり直し

小児科心身症外来という治療構造下での仕事というものについて多少なりとも考えるようになると、臨床心理士としてあわよくば大学の教員にでもなって気ままに生きていこうかという思いは、どこかへ消えていった（万が一、当該職種の方がここをお読みの際は、いわゆる隣の芝生なので目くじらを立てないで頂きたい。あくまでも当時の私の思いである）。そして、心身症外来において心理療法がどの程度役に立つかを示すことは必要だと考えるようになった。せめて、いわゆる実施可能性くらい提示しなければと。そこで、外来に紹介された二六人の子どもたちに、原則として薬物療法は行わず、面接回数を上限一〇回とし、治療終結後半年にフォローアップした（3、4）。評価方法は、ウィークランド方式（5、注1）。平均面接回数四・三回、七・三週間の治療において、成功一六例（六一・五％）、改善三例、不変三例、悪化〇例、ドロップアウト四例という結果は、小児科心身症外来でこのアプローチが妥当であることを示したと思う。

心理療法は、何を治療目標にするかで、少なくとも三つのレベルに分けることができる。病気自体を治すのか、症状を改善するのか、あるいはそれに関連する問題を解決するのか。脱毛症であれば、脱毛症を治療するのか、頭髪再生を目標にするのか（この二つはかなり近いものの、前者であれば再発予防も含意されるだろう）、あるいはいじめや劣等感などそれに関連する問題だけ解決すればよいのか。今、ここで、どのレベルの治療目標に取り組むべきかを当事者とのあいだで擦り合せることは、医療という現場ならではの魅力だ。つまり、このように病気を主要な登場人物とする心理療法に惹かれていることを改めて実感したのだと思う。ちなみに、情緒障害として紹介されるケースの鑑別診断の魅力も大きい。草を食べる小学二年生の男の子が、頭部CTも脳波も正常だからと小児神経科医から紹介されてきたものの、主訴の奇妙さに頭部MRIを撮ってみると、視床腫瘍が発見されたことなど忘れ難い。

以上の二つが、さなえちゃんや春樹君をはじめとする子どもたちとの当時の治療において、私に直接もたらされた影響、〝関わり直し〟だった。そして結果的に、九五年には精神科医へと転向した（一〇年間の回り道を切り上げたと言うべきか）。今、この頃の仕事で一番考えさせられるのは、治療者のライフサイクルが子どもとの治療におけるスタンスを変える可能性である。この場合、ライフサイクル上の最大の分岐点は、自分が「親」になったかどうかであろう。九歳の女の子が患児であれば、自分が九歳だった頃のクラスメイトを思い出すだけでなく、自分の娘が九歳だった頃のことやそのとき自分が父親としてどんな生き方をしていたかが、時に蘇る。そして、その頃の妻の在り方が患児の母親の気持ちを想像する上でも影響し得る。つまり、時間の重層性によって、親への共感力はいやでも増す。となれば、今の私には、第一、二章でのようにクリアな速攻的治療はできないかもしれない。しかし、それを代償に平均点は上がるかもしれない。いずれにせよ、それが、心理療法が生身の人間によって行われているということだ。ウィニコットに子どもはいなかった。

＊本章で紹介するケースは、下記の論文に初出のものである。小森康永、ステファン・ガイアホッファー：リーディング・サクセス・ストーリー．家族心理学研究、7(2):115-123, 1993

注1　電話によるフォローアップ質問は以下の通りである。
①あなたがはじめて心身症外来を受診されたとき，――――について心配しておられましたが，その心配は今も同じ程度でしょうか，それともさらに心配になったでしょうか，当時ほど気にかからなくなったでしょうか？
②ここでの治療を終結してから，患児や家族に，新しい他の問題が生まれましたか？
③ここでの治療を終結してから，治療中には取り扱われなかった，患児や家族の古い問題のうち，何か改善したことがありますか？
④ここでの治療を終結してから，患児や家族の誰かが，どこかで治療を受けましたか？　もしもあれば，それはどのような問題ですか？
成功は，質問①において症状，心配とも解決されている場合。改善は，どのどちらかが消失あるいは改善している場合。不変は，質問①が満たされないか，質問④で問題が生じた場合。悪化は，入院あるいは自殺となった場合である。

〈文　献〉

1　Michael White & Alice Morgan : Narrative therapy with children and their families. Dulwich Centre Publications, Adelaide, 2006（小森康永・奥野光訳『子どもたちとのナラティヴ・セラピー』金剛出版，2007）
2　David Epston : 'Catching up' with David Epston: A Collection of Narrative Practice-Based Papers published between 1991 and 1996. Dulwich Centre Publications, Adelaide, 1996（小森康永監訳「内在化言説　対　外在化言説」同『ナラティヴ・セラピーの冒険』創元社，2005所収）
3　小森康永：小児科領域における心理療法に関する方法論的ならびに臨床的研究：小児の精神と神経，32(2):

143-157, 1992

4 Geyerhofer, S. & Komori, Y. : Bringing forth family resources in therapy. Zeitschrift für Sozialpsychologie und Gruppendynamik in Wirtschaft und Gesellschaft, 20(3): 24-38, 1995 Republished in Watzlawick, P. and Nardone, G. (eds.)Terapia Breve Strategica. Raffaello Cortina Editore, Milano, 1997 and in Journal of Brief Therapy, 4(1,2): 103-122, 2005 (Special Double Issue on the MRI Approach)

5 Weakland, J.H., et al. : Problem-Focused Brief Therapy, Family Process, 13:141-168, 1974

第3章　多様性

もしかすると誰方《どなた》かから、作品が多様な可能性を目ざすようになればなるほど、作品はますます、書き手自身であるあの唯一物、内面の誠実さ、固有の真実の発見から遠ざかってしまう、という反論がだされるかもしれません。まさにその反対です、と私は答えましょう。

イタロ・カルヴィーノ、一九九三

言葉は嘘であり

前略　大野優様、温子様

新しい年になりカルテのまとめをしておりました時に、おふたりのカルテの内容がどうにも錯綜していて、ミステリを読むというか、頻繁にカットバックが使われる映画を見ているみたいで、読んでいる私でさえ混乱するのだから、これを生きているおふたりはさぞや大変だろうと思い、すこしまとめてみることにしました。

おふたりの治療は、八月一二日に優さんが外来を受診された時に始まりました。私が通勤時にご主人をおみかけしたのを憶えていた以外、特別、複雑なケースだとは思いませんでした。夫婦関係のもつれから、七月二六日の台風の晩、大喧嘩をして、その時からパニック障害となった三〇歳男性という見立てで、薬物療法を続けながら徐々に実家から自宅への生活に戻っていくことが、治療の中心になるはずでした。ところが、九月一八日に温子さんがあたりをつけて本院に電話をされ、私を訪ねてこられた時から、事情が変わってきました。

第一に、おふたりの話の内容でいくつかかけ離れているところがあったからです。結婚生活のこと、台風の晩の出来事、そして別居後の対応について。しかし、一〇月八日におふたりが別居後はじめて顔を合わせすことになった面接で、奥様が「ふつうに戻ってきて、また、ふつうに生活できたらいいなと思います」と言われ、優さんもそれに同意され、そのことは不問に付されたわけです。

しかし、もうひとつ例外的なところがありました。その後の面接によって明確化される問題が、パニック発作の合間を縫うような出来事から成立していたのです。これが、面接の内容をミステリのようにカットバックのように見せかけるわけです。結論を言うと、問題は、「ふたりの会話の著作権の侵害」ということになりました。五月三〇日のセックス——三一日に優さんのお母さんと温子さんのお母さんが離婚話をお宅までもってこられる状況になるほどに、ふたりの関係を家族に話しておきながら、夫はどうして妻を抱くのか？　温子さんは、ふたりのあいだの不和というプライベートな話が自分の知らないところで、特に優さんの母親に向かって語られたことが、許せないのです。プライベートな話をどのくらい身内に話すかということは、家族文化に属する問題ではあるでしょうが、「著作権の侵害」としても成立するわけです。

優さんのパニック障害治療は順調と言えます。しっ声は一〇月六日が最後ですし、どもりも軽快し、残っている症状は悪天候時の頭痛くらいです。時折の同居にあきらかな問題もありません。

以上、面接の要約を試みましたが、いかがでしょう？　足りない部分はあるでしょうが、中心となるテーマの把握についてご意見がございましたら、お聞かせ下さい。

早々　一月九日

拝復　小森様

言葉は嘘であり、真実は、言葉を越えた所にあるのではないでしょうか。ですが、人は言葉を使わずにはいられません。

先生が「文化」という言葉を選択されたことを、心地よく感じておりました。「価値観」という便利な言葉で一刀両断。他者の介入する余地がありません。「文化」は個人では形成できないもの、と認識しております。

また、「結婚」「夫婦」を型にはめないで見ていただいたこともありがたく思っております。「温かい家族」という型は一種の幻想であり、その幻想から覚醒すること、それが私が九歳のとき自己へ家族を問いかける第一歩でした。最も近くにいる他人、それが家族である、と思いました。他人との間で温もりを持とうと思うなら、一番近い他人と健全な人間関係を築けないようでは情けない、と。そのような話を母といたしました。「個」を求めることと「我」を通すことの違いがわかるには、二〇歳を過ぎていました。

同じ頃、（小学校四年生でしたが）母に性生活について質問しました。「セックスそのものではなく、夫婦の間には、身体が触れる位置にいることで、心が癒されることもある。その延長にセックスはあることが多いから、ダブルベッドなのよ」と、「そして、そこには生命が関わってくることだから、その責任が持てる相手か、それができない相手なら止めておきなさい」

生意気な小学生は、母親と折り合いがつけられないまま成人しましたが、お互いの考えを認め合う努力をしてきました。そして「結婚」による家族の枠組みの変化によって、母はプライベートな話をする相手ではなくなりました。

そう、「家族文化の違い」である訳です。

一一月はじめのことです。私は主人に手紙を書きました。私にとっては一つの通過点としか思えない博士号という称号が、主人自身を、疲れると思う暇もないくらい、疲れさせているように感じました。そして、私は別の意味で、それ以上のことを要求していたようです。ですから、「少しずつ時間をかけていきましょう。分かり合うことや慣れることではなく、ほんの少しの接点と、お互いを思う気持ちがあれば十分ではないでしょうか。我慢したり、無理をする努力ではなく、二人で折り合いをつけて、接点を見つける努力にしませんか?」偶然でしょうが、同じ言葉を使い、提案しました。そして、「私は答を求めていたのではなく、二人の問題は、答は出なくとも、解決するための方法、手段をまず二人で話せないものでしょうか? 今まで大切なことを話せない状況を作ってしまった原因が私にもあると思います。私と話し合いたいと、思えなかった。そう思わせてしまったとしたら、ごめんなさい。これから、不安や不満に思ったことを最初に話してくれるパートナーでありたいです」「貴方という人間を全てわかることは無理ですが、貴方がくるしんでいること、がんばっていること、喜んでいることは、私にもわかるかもしれません」そのようなことを書きました。

私は主人の口から聞きたいことがありました。私と結婚した理由が「弾み」であり「勢い」であり「成りゆき」ならば、その雰囲気の中で結婚するのは、それが動機ならば、随分色っぽい話と思うのですが。感覚的で官能的であってはならないと、主人は思っているのでしょうか？　学生時代からの友人が、男性しかいないのですが、主人は誰とも似ていません。文化の違いなのでしょう。（余談ですが、はじめて先生にお会いしたとき、どこの星の人か、と思いましたが）先生の、人と自分との距離感の測り方はどのようにして身につけられたのですか？　コンダクターとしてのセンスがある方と、いつも拝見しておりますが、主人に言わせると「貴方の発言は、文脈が違うから先生が困ってみえる」のでしょうか？　私の振幅が大きいことが、今回の原因でもあるのでしょうか？　まだ〝？〟が続きそうです。

（後略）

一月二〇日　温子

ここで紹介した手紙は、解離性障害の男性に対する夫婦療法の前半経過（一二回／五カ月）を要約した私の治療的手紙と、それに対する妻からの返信である。夫の初診によりパニック障害としての治療がいったん始まったものの、妻の参加によって治療者の見立てが大きく訂正されたところが、ひとつの特徴である。統合失調症の妄想であれば、たとえ患者がひとりで初診に来ても、（あきらかにであれ薄々にであれ）いわゆる現実を誤認することはない。つまり、現実の多様性が問題になることは、ないのである。優さんの話は、そうではなかった。

翌年一月の第一三回面接では妻が返信を持参されたので、それをふたりの前で読み上げてから、著作権の問題について訊ねた。すると、妻は「時間をかけて」やっていくつもりだと自分の考えを語り、夫は「なるほど、と思ったのが正直なところです」と答えた。彼が「今となっては、なぜ家族にあんな話をしていたんだろうという思いがする」と続けたため、彼の実家での会話のあり方について訊ねると、それは、誰かについての話を他の誰かに語ることの妥当性にあまり頓着しない彼の話し方に似て、妻の実家のスタイルとは対照的であった。大野夫妻は、それぞれの家族文化に折り合いをつける作業を（夫の方が歩み寄る距離は大きかったように思うが）進め、それと共に夫は家庭での安定を得ていった。ところが、そのあと、夫と職場の先輩との関係が問題として表面化し、それに対処することが治療目標になった。これに対しても、夫は洞察を深め、最終的に自らブリーフセラピー的観察介入を実践した。

一方、解離症状である遁走は、その年の八月と一〇月、それに一年後の二月の計三回起こった。しかし、その都度、解離に対する意味付けは深化していった。たとえば、八月の解離には妻への暴力が伴ったが、その直後の第二九回面接で確認されたのは、解離が夫にとっては例外に過ぎないのに、妻にとっては、解離時の夫が本質に見えてしまうことの苦しさであった。一〇月の解離は、娘の運動会の日に起きた。それは、第三四回面接において、夫婦それぞれが運動会に対して抱いている思い入れの完全な相違によって再解釈されることになった。そして最後の二月の解離は、第四一回面接において、過労という状況が注目され、より心身医学的な意味付けがなされた。

大野夫妻との面接は、隔週一回三〇分のペースで、翌年六月まで約二年間計五〇回ほど続いたが、私の転勤により、治療は終結となった。以後は、年に数回、頓服のコントミンのために私に会いにこられた。そして、それも間遠になり、終結した。

コメント

大野夫妻との治療は、正直なところ、治療機序のよく分からないものだった。それでありながら、もしもこの治療がなければ、ふたりが別居から離婚へと進んだであろうことは確かに思われた。治療機序がはっきりしていてもそれほどの有効性を感じさせない面接とは、対照的だと言える。

優さんの解離は、（詳かな過程は省略するが）夫婦双方の親が危機介入に乗り込む事態をきっかけにして起こった。よって、それは、ふたりのあいだの会話によって癒されるべきものと推測された。しかも、そのような会話は、治療のような第三者の介在する場でなければ、まず実現されなかっただろう。

では、その内実は何だったのか。大野夫妻は、手紙が書かれた頃を境に、たとえ時に派手な解離症状が夫に出現するとはいえ、夫婦としての関係性を深めていった。もしかすると、夫婦面接に通ってくること自体がユニークな結果だったのではないか。語りの中にユニークな結果があるのではなく、語りにくること自体がユニークな結果となった治療。「夫婦関係は解離を起こすほどに自分を苦しめる」という夫のドミナント・ストーリーは、どのように「夫婦関係は、ふたりで折り合いをつけられるよう、少しずつ時間をかけていこう」というふたりのオルタナティヴ・ストーリーへと変容したのか。

ユニークな結果の歴史と意味を後づけることとオルタナティヴ・ストーリーを名づけること

ユニークな結果は、意味を与えられ、過去に起こった他の出来事につながってこそ、新しいストーリーを生み出す。そのためには、ユニークな結果の具体性と意味の両方が探求されなければならないが、それらは会話の流れに沿って、行為と認知のあいだをジグザグに進んでいくと考えられている。

具体性を探求する「行為の風景に関する質問」では、いつ、どこで、誰が、何を、どうしたという内容が問われる。また、意味を探求する「アイデンティティの風景に関する質問」では、以下の事柄が訊ねられる。「欲求、願望、好み」「価値」「人間関係の質」「個人的スキルと能力」「意図、動機、計画、目的」「信念と価値観」「個人的資質」

広場恐怖を伴うパニック障害の一八歳の少年が家族との数回の受診後、はじめてひとりで受診したときの会話を例示しよう。

#は行動の風景に関する質問で、##はアイデンティティの風景に関する質問である。

小森（以下、K）：あれ、今日は一人で来れたんだ。一時間以上かかるだろう？#
佐藤（以下、S）：そうですね、自転車で駅まで出て、電車で栄まで来て、地下鉄に乗り換えて、本山で降りて、またバスに乗って、一時間半ですね。
K：どうして今日に限って来れたの？##
S：やる、やらないのふたつしかないのなら、やることにしたんです。
K：そんなふうに考えることができるくらいの時って、家で何しているの？#
S：音楽聴いたり、家で考えていたような不安はないんだって言いきかせたり。
K：不安って？#
S：出かけると途中で発作が起きるんじゃないかって。無駄なことを考えないといいんです。
K：どんな気持ちから、そんな決心をしたの？##
S：自分でけじめをつけたくなったんです。環境がそれを迫ってもきてるんです。おばあちゃんが調子崩して、当分一緒に行ってやれないって言ってたし。
K：ここに今日、君がひとりで来ることは誰か知ってる？#
S：前、すこし相談にのってもらった先生には時々、電話だけど報告はするので、このことは知っています。
K：この話、聞いて驚かないのは誰？#
S：父です。こんなことあたり前だと思っている人なので、多少喜ぶかもしれないけれど、現実認識ができてないから。

K：やっぱりできたじゃないかっていう反応なのかな？##

S：前は時々、いろいろできても、いつも父はそういう反応でしたから、がっかりしてたけど、もう、そんなことを言う親のほうがさびしい人なんだって思います。

K：じゃあ、当分、君はおばあちゃんとおばさんと、あの先生しか喜んでくれなくても、頑張ってみるわけ？##

S：そうです。

上記のような質問過程が続けられるなかで、新しいオルタナティヴ・ストーリーが生まれてくるのだが、その時点で、相談に来た人自身がそれを名づけることが、大切だとされている。なぜオルタナティヴ・ストーリーを名づけることが必要なのか？　ドミナント・ストーリーには名づけはない。唯、それを生きるだけである。一方、オルタナティヴ・ストーリーを名づけることによって、人々は、ストーリーを名づけた上で、それを生きるという行為を選択する。治療とは、治療者が患者のストーリーを書き換えるものではなく、人々が、ストーリーを名づけた上でそれを生きることを学ぶことなのだろう。

「ユニークな結果」を強調するために最も早くから使われた技術は、「手紙」である。この本では、クライエント宛の手紙をそのまま提示しているので、それがどのように利用されるか、お分かり頂けるだろう。会話を空に消えるがままにするのではなく、文書という（その気さえあれば）いつまでも残る媒体に記録することで、クライエントはそれを何度も読み返すことができる。それが自分の面接記憶と異なるのであれば、次回の面接時に、書き手に訂正を要求するよう求められる。セラピストはもちろん、文面においてユニークな結果を強調する意図を果たす。そして、（前章でさなえちゃんが実践したように）クライエントは、好意的聴衆に向けてユニークな結果を宣伝するのに利用することさえできる。さらに、症例報告において再利用され得る。報告そのものにはビデオないし逐語録がもっとも優れているが、それに次ぐのが、このセラピストからの手紙であろう。クライエントにいったん確認された記録である以上、両者の現実認識ギャップは少なく、手紙が「他者についての語りを逃れる他者に向けた語り」であることは、ナラティヴの認識論と矛盾しない。

多様性と現実

カルヴィーノは多様性に関する章を締めくくるにあたって、作品は多様になるほど書き手自身の唯一性から遠ざかるという意見に反論し、こう続けている。

「私たちは何ものなのでしょう？　私たちの一人ひとりは、経験や、情報や、読書や、さらには想像作用などの組み合わせでないとすれば、何ものなのでしょう？　あらゆる人生は、それぞれ一個の百科全書、図書館、物品目録、文体の標本集なのであって、そのなかではたえずすべてが混ぜ返され、あらん限りのやり方で並べ替えられているということもあり得るのです」

多様性に関連する問題として、現実のレベルの交錯がある。たとえばシェイクスピアの『真夏の夜の夢』における妖精の世界、恋がもつれる四人の若い男女、そして劇中劇を演じる職人たちのようにあくまでもはっきりと区別された三つのレベルによって、現実が構成される場合がある。治療でいえば、Bio-Psycho-Social Model であろう。それぞれの視点で見えるものは違っても、それぞれにすべきことは明瞭であり、より影響力の大きなレベルから眺めればその下のレベルでの奮闘がその観察対象にさえなる場合である。一方、『ハムレット』における亡霊、ハムレットたち、そして旅役者たちの演じる劇中劇のように、それぞれの現実レベルが各々の現実認識を構成することによってドラマが生じている場合がある。大野夫妻のような治療である。優さんの語りはパニック障害患者の現病歴として聞かれたものの、のちには妻の語りを受けて解離性障害の様相が増し、さらには、何らかの一時的精神病症状の可能性も孕みながら、夫婦関係の継続というふたりの合意のみを力点にして、症状消失になだれ込む、言わば力業の治療経過。そのとき、彼は複数の人生を生きなければならなかった、それこそが、真実だと言わんばかりに。

さらに、そこには、「私が書く」レベルというものも加わる。いわゆる症例報告の様式に関わる問題である。たとえば、本章の「コメント」を書いている（何年か後のあと知恵のある）私は、治療中の私と同じと考えてよいのか。そもそも、通常、心理臨床の症例報告では、症例提示においては、治療者＝執筆者は、「治療者」と記され、考察においては、それが抹消される。これが、ルールである。「私」などと表記されることはない。例外は、スタイロンの『見える暗闇』やジャミソンの『躁うつ病を生きる』のように、当事者が自らの経験を記述した場合である(注1)。つまり、カルヴィーノ(1)の指摘するように、「書くということは、心理的な態度や、世界との関係や、声の調子、言語手段と実体験、想像力の幻影などの均一な総合体、つまりひとつの様式をその都度選択することを前提とする」（邦訳、四〇四頁）と本気で考えることは、合理的言説の世界から出て行くということなのである。しかし、たとえばPsychoのレベルだけでとりあえず現実を捉え、なんらかの心理療法モデルに照らして症例を記述する、深い（と表現される治療実践はそれだけモデルに忠実な、薄いということにもなりかねない）報告を読み続けるには、相当に忍耐心が要求される。

ナラティヴの認識論のひとつである社会構成主義と連動する治療的介入として、積極的な現実構成がある。面接室という閉鎖空間でクライエントとセラピストのあいだだけで共有された新しいストーリーは、あまりに脆弱であるため、そのストーリーをあらかじめ保護して育てていく介入が行われるのである。たとえば、さなえちゃんへの「とても良い手紙」は、担任教師さらには校長先生にまで供覧され、無口な彼女が母親に頼んで笹の行方を確認しに行くユニークな結果が、流布される。当時、このような手紙介入の意義は、あきらかにされていなかった。新しいストーリーの「流布」（つまり、よい「評判」）こそが治療的に重要であると明記されるには、二〇〇一年のモンクとウィンスレイドによる『新しいスクール・カウンセリング』(2)まで待たねばならなかったのである。

そもそも手紙の中に面接を要約することによって、何が起こるのだろう。どんな特別な機能が働きだすのか。小島信夫(3)のこんな指摘を基に考えてみると、面白い。

私はここで忘れないうちにいっておかなければならない。それは、書簡はすべて〝現在形〟だ、ということだ。過去のことを読者の前に辿っているということは考えられない。前にも演劇的なところがあるといったおぼえがあるが、その一番大きな理由はこのことだ。手紙での日付はいつも現在だ。七月八日付といえば、読者は七月八日に対面しているのである(七二頁)。

治療実践のための技術

「以上、面接の要約を試みましたが、いかがでしょう? 足りない部分はあるでしょうが、中心となるテーマの把握についてご意見がございましたら、お聞かせ下さい」

このように面接の「途中経過」において、治療的会話の経験についてクライエントに訊ねることは、ナラティヴにおいて推奨される〝治療実践のための技術〟である。治療関係も権力関係である以上、セラピストが質問に対するクライエントの答えを制限し、妨げ、形作ることが、これによって、認識しやすくなると想定されている。また、その他の関係政治学についても敏感になる機会が提供されるという。大野夫妻の場合、セラピストの私が男性である以上、解離症状下で夫が妻に暴力をふるった際の対処は、セラピストが女性の場合とはそれなりに異なったであろう。九〇年代後半、ジェンダーの政治学を私がどのくらい自覚していたのか心許ないばかりではある。さらに、同じ男性であるにもかかわらず、（解離下であれ）暴力をふるうということを自分には縁のないことと考えていたのではないか。このような男性同士でのアカウンタビリティ accountability という治療概念(4)があることも、ようやく知ったばかりだったのだから。

昨今は、性差医学 gender-specific medicine というものが世に問われているので、身体科医であれ、女性に対してビキニ医療を提供するだけでは不十分であることを知っている。生物学的レベルでの病気の男女差が明確化されれば、医療関係者の中でも、心理社会的レベルでの性差に関する問題意識は、広がっていくかもしれない。たとえば、DV のカップルでも、実はふたりともうつ病でセロトニンが低下しており、それによって男性はさらに酒量が増して攻撃的になる一方、女性は不安をつのらせて家に引きこもるため、さらなる DV という悪循環が生まれ得る。しかし、そこで性差医学的介入が有効となれば、改めて、心理社会的な性差が着目され、それに基づくアプローチも展開されるようになろう。

大野夫妻の治療において、妻の返信が、先の見えないこの治療を続けていく気持ちを強化したことは、まちがいないだろう。先に夫のことを相談した精神科医からはひどいマザコンだと吐き捨てられるように言われ、精神医療のさびしい現実を思い知らされた直後でさえ、夫が受診したであろう精神科医療機関を独力で探し当て面接にまでこぎつける妻の行動力や、「少しずつ時間をかけていきましょう」と夫との関係にかける熱意、そして夫の類稀な朴訥さがなければ、この長丁場の治療は続かなかったと、今更ながらに思う。このような治療についての理解は、リジリアンス resilience (5) という概念によってもたらされるかもしれないと実感させてもらったこともありがたい。ハワイ州カウアイ島におけるウェルナーとスミスの長期追跡研究とイギリスの発達精神病理学に端を発する、この「雨降って地固まる」という臨床概念は、個人について研究が進んでいるほど、家族リジリアンスは明確化されていないけれど。

アカウンタビリティ、ジェンダー、そしてリジリアンス。新しい技術の裏には新しい治療概念がある。

注1 フロイトのドイツ語原文では、「私」が多用されているが、英訳においてはすべて受動態で訳出され、科学論文の体裁が整えられたという指摘は、忘れ難い。

〈文 献〉

1 Italo Calvino : Una Pietra Sopra. G. Einaudi, Torino, 1980（和田忠彦・大辻康子・橋本勝雄訳『水に流して』朝日新聞社、2000）

2 John Winslade & Gerald Monk : Narrative Counseling in Schools. Corwin Press, Thousand Oaks, Calif. 1999（小森康永訳『新しいスクール・カウンセリング』金剛出版、2001）

3 小島信夫『書簡文学論』水声社、2007

4 Michael White : Re-authoring lives: interviews & essays, Adelaide, Dulwich Centre Publications, Adelaide, 1995（小森康永・土岐篤史訳『人生の再著述』ヘルスワーク協会、2000）

5 Steven J.Wolin & Sybil Wolin : The RSesilient Self: how survivors of troubled families rise above adversity. Villard Books, New York, 1993（奥野光・小森康永訳『サバイバーと心の回復力』金剛出版、2002）

第4章　軽さ

ときとして、私には人間的なものの世界が否応なく重苦しさを免れられないもののように思われるのですが、そんなとき私はペルセウスのように別の空間へと飛んでゆかなければならないというように考えます。これは、夢とか非合理的なものとかへの逃避ということを言っているのではありません。私自身のアプローチの仕方を変えなければいけない、つまり別の視点、別の論理、別の認識と検証の方法によって世界を見なければならないということなのです。

イタロ・カルヴィーノ、一九九三

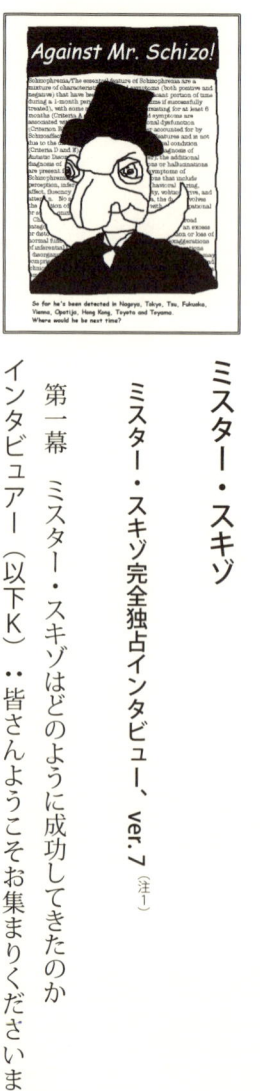

ミスター・スキゾ

ミスター・スキゾ完全独占インタビュー、ver. 7（注1）

第一幕　ミスター・スキゾはどのように成功してきたのか

インタビュアー（以下K）：皆さんようこそお集まりくださいま

した。本日は、ミスター・スキゾをお招きして、おうかがいするつもりでございます。では、早速ですが、ミスター・スキゾにご登場願いましょう。（ビートルズ『アビーロード』収録の「カム・トゥゲザー」の出だし四六秒に合わせて、ミスター・スキゾ登場）はじめまして、私、インタビュアーをさせて頂きます精神科医の小森と申します。

ミスター・スキゾ（以下S）：ミスター・スキゾです。

K：今日は、黒づくめのお衣装ですね。とてもお似合いですよ。

S：まあな。わしのイメージに合うと言いたいんだろう。どうせおまえたちは、わしを悪者にしたいんだ。

K：そんなふうにおっしゃらないで下さい。あなたのお力が大変なものであることは誰でもみなよく存じ上げております。

S：そうか。ところで、日本人はわしのことを最近は「統合失調症」と呼ぶそうだな。すこし前までは「精神分裂病」と呼んでおったのに、愚かな人間どもは、聞こえの良い名前にすれば、偏見がなくなると考えおった。バカバカしい！　「分裂」を「統合失調」などと姑息に言い換えてみたところで、わしの力は、一向に衰えたりはしないぞ！！！

K：ええ。あなたは、さまざまな症状を駆使して、一〇〇人にひとりというほどの数の人間を支配下に置いておられますね。それも、日本ばかりか、世界中まんべんなく支配しておられる。これほどの病気が他にあるでしょうか？　あのアメリカでさえもあなたに対抗するために多くの予算を費やしているではありませんか。それにもかかわらずあなたは無敵を誇っておられる。

S：なんだね、いきなりわしを誉め上げて、後で足下をすくおうってんじゃあるまいね？

K：とんでもございません。事実を述べているまでのことです。

S：そうか、それならいいのだが。この頃は、無知なやからが多くて、くすりや家族の勉強会などというものでわしに対抗しようなどと、本気で考えておるからね。けしからん！

K：今日は、あなたのお仕事ぶりについていくつかお聞きしたいことがありますので、よろしくお願い致します。

S：まあ、企業秘密でなければ、できる限り話してやろう。どうせ、おまえたちが、わしをなんとかしようとしても、とうてい不可能だからのう。

K：ご協力ありがとうございます。では、本題に入らせていただきましょう。ミスター・スキゾ、あなたは、いわゆる統合失調症の患者さんたちの人生に大きな影響力を誇ってみえますが、まずは、患者さん自身をどのように変えるのですか？

S：まず手はじめに、陽性症状を出すことにしている。周りから襲われるように感じさせたり、「死ね」などという声を聞かせるんだ。患者はそれを現実だと感じるから、周りの者を警戒したり、自分の体を傷つけようとする。どうだ、恐ろしいだろう！　そんな患者を見れば、周りの人間どもはびびっちまうね。もちろん、その後には、陰性症状というもので、患者の人間らしい生き生きした部分を、少しずつ時間をかけてゆっくり奪っていくことにしている。動こうとしても動けないで、引きこもりのままゴロゴロさせるんだよ。誰の目にも、患者が怠けているようにしか見えないだろう。

K：それは恐ろしいですね。そんなことをされては患者も家族もどうしていいかわからなくなってしまいますね。

S：（ふんぞりかえって）まさしく、その通りだ！

K：では、患者さんの人間関係は、どのように変えるのですか？

S：いいか、わしの恐ろしさは、いろんな統合を失わせる力、つまり分裂させる力があるということだ。人間関係も同じで、分裂させるわけだ。まず、本人には人と関わる気持ちを失わせる。家族や友達には患者とつきあうのは厄介だと思いこませるわけだ。そうすれば、患者が孤立するのは時間の問題だ。患者が常識的になるように手を尽くしても無駄だと、周りの人間にわからせるのが、わしの狙いだ。一時的に頑張っても、後には無力感が残るだけという体験をおおいにしてもらいたい。さらに、思い通りにならない患者に、家族が腹を立ててくれれば言うことはないね。そんな患者や家族は、わしの完全な支配下にいるわけだ。

K：すごいですね。家族の無力感までもが、あなたの手下だったのですね。気がつきませんでした。それでは、患者さんの感情には、どんな手を加えるのですか？

S：これも、分裂させるんだよ。気持ちを散り散りにして、まとまらないようにするのさ。だから、見たところ何も感じていないようにみえるだろうな。逆に、怒りをぶちまけさせたりもする。そういうのは、私の勢力を伸ばすのに役立つねえ。患者が暴力をふるえばふるうほど、家族は患者から遠ざかってゆくからねえ。

K：では、患者さんの考えにはどんな邪魔を？

S：考えの筋道を断ち切ってやるのさ。これも分裂ということだ。そうすれば、患者はまともには考えられなくなる。幻聴を使って混乱させることもできるぞ！

K：そうですか、いろいろな手で患者さんの考えや感情を乱すことができるのですね。ところで、人間は誰でも自分はどんな人間なのかというイメージをもっていると思いますが、そのイメージに対しては、どのように働きかけるのですか？

S：それは、無能で無力な人間であると信じ込ませることに尽きるね。

K：ところで、患者さんも自分なりにそういったことに対処しようと工夫するものですが、それにはどうされるのですか？

S：そんな工夫をする奴には、ちょっとばかり症状を派手にしてやるよ。それを見れば、周りの人間は、患者の考え出した対処法など相手にしなくなる。そうなれば、患者自身も自分の方法に自信がもてなくて、自分は無能な人間だと思うようになる。ああ、うれしいね。

K：あなたの仕事について大筋はつかめました。ありがとうございます。噂どおり、やはり、あなたは完璧なんですね。ところで、さらに、具体的な話に入っていきたいのですが、あなたが患者さんの人生に対して上手を取ろうとなさる時に、あなたの使われる罠……

S：わーなー？（強く反感を表明）

K：いや、失礼しました。罠ではありませんね、ぺてん、いや、そうではなく、あのお、そうです、戦略とかテクニックというものについてお話し願えませんか？

S：まあ、いいだろう。あんたがた月並みな人間に限って、わしがやるような見事な技術をみるとやっかみ半分にいろんなことを言うもんだ。先ほどもすこし話したが、わしの最も信頼するテクニックは、幻聴だ。こいつは、非常に素晴らしい説得力を備えている。患者にしてみれば、あんたがたのようなへぼ医者の言うことなんぞより、よっぽどリアルなんだ。聞こえるというより、事実として伝わるのさ。そうなると、妄想と言ってもいいだろう。これも、大変な威力をもっている。さすがに、愚かな精神科医たちも、「妄想は訂正不能である」と定義して、自分たちの負けを最初から認めておるがね。

K：なんと辛辣な！

S：ふふ、そうだろう（かなり得意気）。でもな、幻聴にも難点があってな、薬に弱いんだ。それに、その出所がすでに人間どもにばれちまっている。おまけに、患者や家族には、わしでも支配しきれない健康な部分がある。実は、健康な部分の方が大きいかもしれん。

K：そんなこともあるのですか？

S：しかし、喜ぶのはまだ早いぞ。その薬をもらうためには病院にかからないといけないだろう。

精神病院にかかったとか、「統合失調症」だったなどと聞けば、愚かな人間どもは、そういうレッテルに目を奪われて、患者の健康な部分が見えなくなってしまうのさ。つまり、誰も患者の言うことをまともに聞かなくなるんだ。そこが一番のポイントなのだよ。精神医療の夜明けは、まだまだ遠いなあ、ハッ、ハッ、ハッ！（得意満面）

K：わかりました。あなたは実に見事な戦略体系をお持ちですねえ。ところで、あなたが、このような仕事をなさっている目的というのは、一体何なのでしょう？

S：一言で言うと、人間どもが苦しみ、憎しみあう姿を見たいのさ。それを見ながら飲むボルドー・ワインは、最高だねえ。

K：すると、患者さん一人ひとりに対しては、どのような夢と希望を持っておられるのですか？

S：そうだね、患者が苦しむだけではつまらないから、その周りの人間たち、家族たちにも、十分苦しんでもらいたい。

K：さて、あなたの戦略に関してですが、あなたの味方は何ですか？

S：人間とはこうあるべきだという固い信念や常識をもっている人間がわしの味方だ。わしの支配下にある患者には、誰でも常識的でないところがある。そんな時、頭の固い連中は、患者を理解できないあまりに、厄介者扱いするだろう。だから、常識と偏見も、わしの力強い味方になる。よいか？　常識に囚われていては、とてもわしにはかなわないぞ！　実は、こういう偏見は医療関係者の中にもあるんだよ。たとえば、患者を無理にでもたたきおこして作業をさせようとする熱血漢がいるだろう。あれだよ。そうは問屋が卸さないからねえ。そういう職員は、思うようにならない患者をいずれ憎むようになる。そんな場面を想像すると、実に晴れ晴れとした気分になるねえ。

K：もしも、もしもですよ、あなたの支配が行き詰まったら、どんな策がおありですか？

S：フン！　そんなことは考えたこともないね。

第二幕　ミスター・スキゾはどのように失敗していくのか

K：ここまでで、あなたの素晴らしいサクセス・ストーリーをすこしだけ聞かせていただいたことになるわけですが、そこには盛り込まれなかった話、

S：ううん（不機嫌な咳払い）。

K：どうも、すみません。私もできるかぎりいろいろな話をお聞きしたいので、つい失礼な質問をしてしまうかもしれませんが、ご勘弁下さい。あなたは、患者さん一人ひとりを完全に支配しようとなさっていて、おおかた成功なさっていますが、完全というわけではありませんね。たとえば、入院患者さんたちの中には、毎日作業療法に出かける人たちがいます。あなたの希望からすれば、ベッドの上で寝たまま、いわゆる無為自閉という状態になっていれば、それが完全な勝利ということになるのでしょうが、作業療法に出かける余力を残している人たちが実際にたくさんいるわけです。

S：誰でも、完全というわけにはいかないからね。あれは、いまいましいと思っているよ。わしのプライドを傷つけるね。SST（社会生活技能訓練）も同じだよ。あんな練習をやられて、患者どもが上手に話ができるようにでもなったら、せっかくわしが苦労して患者を孤立させたのに水の泡じゃないかね。まったく。こないだも、作業療法なんか絶対しないのに、SSTだけは三年も続けている奴がいたな。何が楽しくてあんなに続けられるんだろうね。わしは理解に苦しむよ。

K：そうですか、あなたほどの方でもやはり支配しきれないところはあるわけですね。たとえば、こういう話もよく聞きます。あなたが幻聴を使って患者さんにいろいろ命令する場合、患者さんの中には、たとえば部屋の外へ出ればあまり聞こえないと気づいて、声が聞こえてくると外へ出て、声の命令に従わない人がいます。患者さんの自前の対処法とでも言えるのでしょうね？

S：ああ、それも知っているよ。若い奴なんか、音楽を聴くと幻聴から逃れられたり、心が落ちつくってよく言うね。ソニーがウォークマンなんか作るからいけないんだ。だけど、患者だって、そんなことがそういつでも有効というわけではないことも身にしみているはずなんだがね。

K：そうかもしれません。ただ、どんなささやかなことでも一度うまくいくと、すこしずつでも自分で対処法を身につけてその数を増やしていく人がいますよね？

S：それこそ、実にけしからんことだ！！！

K：そんなに、うろたえないで下さい。まだ、お聞きしたいことがありますので。患者さんを役に立たない人間としておとしめようとするあなたにとって、どんなタイプの患者さんが苦手ですか？

S：言いたくないよ！

K：それほどお困りなわけですか？

S：何を言ってるんだ！　いいかげんにしてくれ。そんなこと話したくらいで、わしの戦略体系が崩れるはずがなかろう。よし、言ってやるよ。まずは、忍耐のある奴は、大嫌いだ。一度うまくいかなかったら諦めればいいものを、少々のことではへこたれない奴がいる。たとえば、二〇年も入院しているのに、なんで今さら退院しようなんて思うんだ？　それに、徹底的に試行錯誤する奴にも、世話が焼ける。わしの権威を押しつけても、それを奴等は、すんなりと信じようとしないんだ。自分の技術でうまく抵抗できるまで、いろんな工夫をするわけだ。このあいだも、寝るときにヘルメットをかぶれば幻聴が減ると言って、毎晩それを実行する奴がいた。周りからみたらずいぶん奇妙だが、どうも本人にとっては、気が楽になるようなんだ。

K：ところで、そのようにあなたに抵抗する患者さんたちは、何を望んでいるのでしょうね？

S：そんなこと知るもんか！　どうせろくでもないことだろ！　たとえば、人間として生まれてきたからには、できるだけ人間らしく生きるとか、そんなしゃらくさいことを考えているんじゃないのか？　昔の人間はえらかったぞ！！！「働かざる者、食うべからず」とはよく言ったものさ！　ところが、今の奴らは、何であれ支配されるのが嫌いなんだろう。わしのような強力な病気であれば、おおかたの奴らは、わしの言いなりになるものだがね。

K：そうした場合、誰が患者さんたちの味方になっているのでしょうか？

S：まずは、家族と医療関係者だろうね。それに、友人、知人、親戚、教師ということもある。

K：あなたの願望をくじくのに、その人たちはどんな手助けができるのでしょうか？

S：知らばっくれるんじゃないよ。今、こうして、集まっているようなことをするんだよ。お互いに、相手が悪いんだと罵り合う代わりに、わしが悪いんだって言うんだろう？　薬をしっかりのんで、おちついたコミュニケーションができれば、再発率は下がるってことだろ？　ああ、嫌だね。かまととぶりやがって。自分は、病人の世話なんて真っ平だって、素直に言えばいいじゃないか。そして、精神病院のスタッフに全部まかせときゃいいんだよ。できれば、閉鎖病棟でな。一生、そこで過ごして何が悪いっていうんだい！（マイクを蹴飛ばす）

K：まあ、そんなに興奮なさらないで。その話は、また次回にでもいたしましょう。ところで、もしもですよ、患者さんたちがですよ、あなたの弱みにつけ込むとしたら、いったいどんなことができますか？

S：これが最後だろうな！　さっきも言ったように、試行錯誤をねばり強く続けることだよ。どの薬をのむか、どのくらいのむか、というようなことはもちろん、仕事はどの程度できるのか、規則正しい生活をどのくらい維持すべきなのか、親にはどのくらい援助してもらうのか、みんな試行錯誤するしかないわけだろ。そんなことなどしないで、統合失調症の予後は不良だと信じ込んで、すべての努力を諦めてくれさえすれば、手っ取り早いのによ。薬だって、リスパダールだかデンパサールだか知らないが、ヤンセンだかナンセンスだかいう会社が、また作っただろう？「副作用を減らして、陰性症状も消す」だと？しゃらくさい！何が「非定型抗精神病薬の時代」だ！！新薬開発のような手間と金がかかることは、止めちまえばいいんだ！！！ああ、気分が悪くなってきた。わしは、もう帰る！こんなところへは、二度と来んぞ！

K：そうですか。どうもろくなおもてなしもできませんで、申し訳ございませんでした。

（ミスター・スキゾは、不機嫌な顔で、ピンク・フロイド『ザ・ウォール』収録の「アナザー・ブリック・イン・ザ・ウォール（パートⅡ）」の出だし六〇秒に合わせて、退場）

コメント

ミスター・スキゾは毎年七月、愛知県立城山病院の家族教室最終回にボランティアで登場し、精神科医である私のインタビューを受けてくれる。家族は、彼の生の声を聞き、息子や娘（ときにきょうだい）の引き起こすトラブルが実はミスター・スキゾの仕業なのだと了解する。このような試みの主たる狙いは、それまでの講義内容の復習ではなく、彼に対する戦闘態勢ないし不可侵条約の結び方を再度確認することにある。具体的には、上演後、第二幕で語られるべき「自前の対処法」に関する家族からの情報提供が、期待されている。つまり、これはナラティヴ実践で「共同研究」と呼ばれているものであり、シナリオは、上演のたびにヴァージョンアップされるべきものである。

外在化する会話

問題の定義において遊び心を加味し、さらにラディカルに問題に対する共同戦線を張ろうという試みが、「外在化する会話」である。これは、ナラティヴを最初に特徴づけた技術でもある。マイケルは、彼らの主著『物語としての家族』(1)のなかで、こう宣言している。

問題が問題なのであって、人間やその人間関係が問題なのではない(邦訳、六一頁)

これがどのくらいピンとくるかで、ナラティヴ理解は大きく異なる。なぜこんな公理が必要なのか。それは、まず第一に彼らが、相談に来た人々に対して敬意を払い、非難しないアプローチを自らに課しているからに他ならない。そんなナラティヴのこころを頭の隅に置いておかないと、ナラティヴについて学習したあげく、認知行動療法との違いが分からないということになりかねない。

デイヴィッド(2)も「〝問題の外在化〟によって、〝問題〟がどのようなものであれ、すべての人の側に立つと同時に、〝問題〟に取り組み、〝問題〟を思いやる理論と実践を与えられる」(邦訳、三六頁)と、その重要性を強調している。

この治療機序は、それまで患者に内在化されていた病気が患者本人から引き離され別個に扱われることで、当人および家族など周囲の人々のムードが一新されることにあるようだ。病いと患者との同一視は、経過が長いほど強化されるため、慢性疾患における支援にも大きく役立つ。外在化できる問題は、アリス(3)によってようやく二〇〇〇年に、次のように整理された。

- 感情：不安、心配、罪悪感、うつなど
- 対人関係問題：口論、非難、批判、けんか、絶望、不信感、嫉妬など
- 文化社会的実践：母親非難、女性非難、異性愛支配、人種差別など
- その他のメタファー：憤慨の壁、ブロック、夢、絶望の高波など

また、問題の十分な探求と擬人化のために明らかにすべきこととしては、問題の罠、戦略、行動様式、話し方、意図、信念、計画、好き嫌い、目的、欲求、動機、技術、夢などが上げられている。

英語であれば、形容詞を名詞にして主語に立てることで外在化が開始できると考えられている。たとえば、depressed を depression に変える。文書では、頭のdを大文字にすることで、さらに

それが強調されるというわけだ。しかし、日本語の場合、主語が省かれることが多いので、「うつのせいで、気が滅入ってくるとき、あなたはどうやってそこから逃げようとするの？」というような工夫が必要になる。かと言って、日本語が外在化に絶対不利だというわけでもない。オノマトペの利用である。「イライラ」、「クヨクヨ」、「ドキドキ」、「バクバク」、「ソワソワ」、「ウジウジ」。大文字ではなくカタカナにすることで、文書ではぐっと際立つ。欧米語には擬音語はあっても擬態語は少なく動詞で代用するというのだから、日本語ならではの展開である。また、外在化の言語はそれなりに奇妙なので、「今日はさ、病気をまるで人間みたいに想定した会話の仕方が治療的に役立つって言う人たちがいるから、それを試してみたいんだけど、どう？」というくらいの前置きがないと、クライエントは、セラピストがどうかしたんじゃないかと心配するかもしれない。心配ならまだしも、何か企んでいるのではないかと思われると非常にまずい。

「外在化する会話」において、問題ないし症状だけでなく疾患自体も外在化できると発表されたときには、少なからぬ治療者が驚いたはずである。エイズ(4)や糖尿病(5)、そしてアボリジニー・コミュニティの悲しみ(6)など。この驚きこそが、本章の源である。

苦悩と軽さ

統合失調症は長い病いである。症状の程度に差こそあれ、それは往々にして重い。重ければ、視野狭窄になる。それでは、リハビリは進まない。それが、このような一見奇妙な仕事が求められる理由である。親に対して暴力をふるうティーンエイジャーの「かんしゃく男爵」、人格障害の別名をもつ「白黒仮面」、死を司る「ミスター・D」(7)、うつ病の「ムッシュ・デプレ」(7)、人間関係に過敏な「疑心暗鬼」など、アイデアは限りない。しかし、冒険心だけではダメで、慎重さが欠かせない。

なぜ統合失調症は重いのか。おそらく、それは、問題と人が重ね合わされてしまうからである。『クマのプーさん』(8)をお読みの方はどれくらいおいでだろう。

……クリストファー・ロビンが、まえに、プーという名まえの白鳥をもっていたということ……彼も、動物園にいくと、北極グマのところへまいります。……このクマが、ウィニーという名まえでした。……でも、わたしは、おかしなことに、「プーのウィニー」という名まえは、ウィニーが、プーの名まえをもらったのか、プーが、ウィニーの名まえをもらったのか、わすれてしまいました。まえには、おぼえていました。でも、いまは、わすれてしまいました……（邦訳、三―四頁）

これは、作者ミルンによる同作序文からの引用である。まるで、症状と本人との重なりに瓜二つではないか（と色めきたつ私に同じ熱さで賛同する人はあまりいないが）。なぜ今更、「クマのプーさん」"Winnie-the Poo"なのか。それは、外在化の第一例、「ずるがしこいプー」"Sneaky-Poo"(注2)が「クマのプーさん」あってこその命名だからである（翻訳後、一〇年以上たって気づくとは、お恥ずかしい限りである。よって、「うんちのプーさん」か「スニーキー・プー」のほうが訳としては好ましい）。慢性疾患、たとえば統合失調症の場合、患者さんの言動はどこまでが当人の本来の持ち味でどこからが障碍によるものなのかが判然とせず、それによって、いらぬトラブルを家族や周りの人々とのあいだに引き起こす。患者さんと障碍のあいだの区別がつきにくければ、いかなる混乱が待ち受けているか、想像に難くはないだろう。

擬人化など、子どもだましの遊びだと思われる方もおありだろう。そんな向きには、世界で最も力のある擬人化が何か考えてみられたらいい。「神とは存在の擬人化のことであり、擬人化とは幼稚な思考法などではなくて、人間存在それ自体の広がりや奥行きによるもので、私たちはまだ人間自身の可能性を知り尽くしているわけではない」（保坂和志『カンバセイション・ピース』）こんなふうに考えれば、擬人化／外在化は、かなり魅力的な手法に見えてくるのではないだろうか。

カルヴィーノが求めてきた重さからの離脱とは、「軽薄さ」とは対照的な、思慮深さに備わる軽さだという。フィレンツェの詩人グィード・カヴァルカンティ、シェイクスピア、シラノ・ド・ベルジュラック、ジョナサン・スウィフト、そしてジャコモ・レオパルディを縦横に引用しながら、文学が認識のための探求であることを説く。そこには擬人化がたくさん含まれている。

抵抗

実を言うと、ミスター・スキゾのシナリオは一晩で書き上げたものの、人形探しに半年以上かかった。一九九九年の秋、某大型玩具店で、『スター・ウォーズ』のワトーを見つけたときの喜びは、忘れられない。そして、相棒の山田臨床心理士がラジオドラマ愛好者であったこと。デーモン小暮ばりの彼の見事なバリトンと私の（当人が考えるには、そうあらねばならないものとしての）下手な演技とのアンバランスさも、「売り」となった。

いよいよ『ミスター・スキゾ完全独占インタビュー』を家族心理教育プログラムに組み入れる前に、プログラム修了者の半年に一度のフォローアップ・ミーティングで、四〇名ほどの家族にモニターになってもらった。事前に医局会でシナリオをチェックしてもらったらどうかと勧めて下さった後藤副院長（当時）の心遣いも、ありがたく懐かしい思い出である。確かに、訂正すべき表現は、自分ではなかなか気づかないものである。何よりも、あぶなっかしい試みについての院内コンセンサスの大切さを直に学ばせてもらった。

統合失調症の患者さんを抱えるご家族の前で人形劇をすることが妙な解釈だけは受けないようにと、初演にはかなり緊張して臨んだ。上演後の議論において、私たちが「スキゾ、スキゾ」と呼び捨てにして大袈裟に悪者扱いしたのとは対照的に、ある高齢のお母さんが「すきぞうさんですがねえ」と言われたときのことだ。私が「え？　それって、もしかして、こう書くんですか？」と黒板に「好蔵」と書くと、それを見た家族は、なんとも幸わせそうな顔をされた。集団療法に時折みられるエピファニーである。悪者のスキゾが、日本昔話に登場する気のいい隣のお兄ちゃんのように

「好蔵さん」と呼ばれるとき、それまでのおそらく三〇年以上も息子をケアし続けた母親の苦労と余裕が、娘の診断後半年もたたないまだ若さの残る母親に共有される。そこで生まれる安堵と肯定的感覚。

当初、この人形劇は、患者家族向けのものとして利用されたが、新任看護師、研修医、さらには当事者グループの前でも上演されるようになった。「負け戦」とまでは言わなくとも、かなり分の悪い戦いにおいていかにして〝抵抗〟を続けるべきかという治療者の意図（試行錯誤の重要性）が、患者や家族と共有されることで、どのくらい治療者自身が救われるのか、それは体験しなければ分からない。

＊本章で紹介するシナリオの ver. 4 は、下記の論文に初出のものである。小森康永、山田勝：精神分裂病の家族心理教育におけるナラティヴ・アプローチ、家族療法研究、18(2): 143-150, 2001

注1　Mr. Schizo は、Schizophrenia（統合失調症）の擬人化。ナラティヴに特徴的な外在化の心理教育への応用である。

注2　「スニーキー・プー」は、マイケルのもとを訪れたニックという遺糞症の子どもの症状につけられたあだ名（ニックネーム？）である。

マイケルはまず、家族の人生や人間関係におけるプーの影響を訊ねた。すると、こんな答えが返ってきた。①プーはニック（患児）を他の子どもたちから引き離して、学校での勉強に影響を与え、彼の人生を台無しにしていた。②プーはスー（母親）の人としての一般的能力とよい親となるための容量について疑問を抱かせ、彼女を惨めにさせていた。③プーの非協力的態度はロン（父親）を相当まごつかせていた。

次に彼は、先の質問とは逆に、プーに対する家族の影響について問いかける。①プーがニックを遊び相手にしようと企んでも、ニックはプーに「裏をかかれずに」済んだことが何回かあること。②スーは惨めな思いに抵抗してステレオをつけたことがあった。

そして二週間後、スーとロンは、プーの策略に乗らないという面接での決定に「真面目に取り組んで」おり、プーの出番はごく限られていたという。


〈文献〉

1 Michael White & David Epston：Narrative Means to Therapeutic Ends. W.W. Norton, New York, 1990（小森康永訳『物語としての家族』金剛出版、1992）

2 David Epston：'Catching up' with David Epston: A collection of narrative practice-based papers published between 1991 and 1996. Dulwich Centre Publications, Adelaide, 1996（小森康永監訳『ナラティヴ・セラピーの冒険』創元社、2005）

3 Alice Morgan：What is Narrative Therapy?: an easy-to-read introduction. Dulwich Centre Publications, Adelaide, 2000（小森康永・上田牧子訳『ナラティヴ・セラピーって何？』金剛出版 2003）

4 The work of the CARE counselors of Malawi & Sliep,Y.：'Pang'ono pang'ono ndi mtolo: little by little we make a bundle. In Cheryl White, David Denborough：Introducing narrative therapy: a collection of practice-based writings. Dulwich Centre Publications, Adelaide, 1998（小森康永監訳「少しずつ私たちは結束する」同『ナラティヴ・セラピーの実践』金剛出版、2000に所収＊＊）

5 Wingard, B.：Introducing 'sugar'.Dulwich Center Newsletter 3, 1996（小森康永監訳「シュガー」の紹介**）

6 Wingard, B.：Grief: Remember, reflect, reveal. Dulwich Center Newsletter 3, 1996（小森康永監訳「シュガー」の紹介**）

7 Anti-Cancer Leagu：(http://www.pref.aichi.jp/cancer-center/200/235/index.html)

8 Alan A. Milne：Winnie-the-Pooh. Dutton, New York, 1954（石井桃子訳『クマのプーさん』岩波少年文庫、1956）

第5章　速さ

叙述の時間はぐずぐずと遅らせるものにもなりますし、円環的であったり、あるいは停止することもあります。いずれの場合でも、物語は継続的な時間に対する一つの操作です、時間の経過に対して、それを凝縮させたり拡張させたりして働きかける魔法の術なのです……散文の物語ではできごとが相互に韻を響き合わせているのです……物語は馬なのです。

イタロ・カルヴィーノ、一九九三

幻聴倶楽部とサンクスフライデイ

幻聴倶楽部通信　第七号

三月四日午後三時、第二デイケアにて

今回はメンバー三名にゲストのYちゃんが「自分のが幻聴かどうか参考にしたくて」参加。

Yちゃんは「夜、寝ている間にテープを聞かされているようです。過去と現在のうわさ話のダイジェストなので、おだやかでも悪口。すこし不安になって、人間不信になる」とのこと。また、音楽を聴いても不快で、メールの着信音が聞こえるよう。

さて、近況報告。

H君「入院は二週間。父も復活し、一〇日より仕事再開です。近所で爆破事件があって、その晩は眠れなかった（注：これは実話です）」

Hさん「いつもノートに話すことを書いてくるのですが、今月は書くのを忘れました」

Mさん「あいかわらず複数の声です。〝渡る世間はオニばかり〟を見たら、その後その音楽が三〇分くらい聞こえてきました。風呂では幻聴が大きいので早く出たいのですが、母親はそれをわかってくれなくて、長湯しろと言います。ここのデイケアに通っていることが近所の人たちに知られて、いろいろ心配したけれど、隣の人が『あんたは気の毒やね。でも現代病だから治るわよ』と言ってくれたのが、とても嬉しかったです」

さて、今回は、〝ミスター・スキゾ完全独占インタビュー〟の上演。これは、統合失調症を「ミスター・スキゾ」という悪者にたとえ、病気について新しい視点で考えてみようという試みで、患者さんのご家族の勉強会では、五年前から行っているものです（シナリオは、プリントしておきますね）。

みなさんの感想

Yちゃん、開口一番「にくい！」Hさん「人形がとてもよくできています」Mさん「イメージしやすいです。私が苦しめば苦しむ程、スキゾは喜ぶんだ」H君「僕にとってはオウムの麻原と同じです。あの手この手でやってきますから」。内容についても、Yちゃん「あたっている。私も〝試行錯誤〟をしていたあいだは安定していたけれど、それを止めたら悪くなりましたから」。

ここで、僕から質問「もしもあなたがインタビュアーなら、スキゾに何を聞きたいですか？」Yちゃん『私は、あなたの支配下にあるのですか？』って聞きたいです。『自傷行為をすると他人の気もちが分かるんだ』って思ってたけど、それもスキゾにだまされていたのかも。私は、精神を安定させること、イコール、自立だと考えていたけれど、〝熱血漢〟になっていたのかな？　自立していたら、病気も楽にできるかなと思って、その分、妥協が下手になって、それも、スキゾの手口だったかも」。幻聴かどうかは決められないけれど、苦しめてくるテクニックはいかにもスキゾらしいですね。いずれにせよ「病気を憎むという感覚をはじめて味わった」のは良かった、良かった。

H君のコメントもさえていました。「結局、スキゾは心理戦に過ぎないから、実際の暴力者や権力者ではない！」Mさん「いつまでスキゾの攻撃が続くかわらかないところが、一番つらい」

次回、四月一日ね。

こもりやすなが＠記録係

コメント①

「幻聴倶楽部」の入会資格は、デイケアメンバーのうち、現在、幻聴を経験していて、それについて語り合いたいと思う人であること。つまり、自らが幻聴を持っていることを認識できる能力が、この治療アプローチの適応基準になっている。

ミーティングは、第一金曜の午後三時から四時半まで、第二デイケアのオーディオルームで行われ、その内容は記録係の私によって「幻聴倶楽部通信」としてまとめられて、コ・セラピストの山田臨床心理士より本人に翌週、手渡しされる。ビジター制度あり。一五〇名ほどのデイケア登録者のうち八名が参加している。当事者による症状についての語り合いは、メタレベルの活発な議論へと予想以上に展開し、メンバー間の連帯、および「専門知識」の蓄積が達成されている。

第七号にビジターとして登場した安井さん（仮称、レターではYちゃん）は、二〇代の女性。二年前の秋に統合失調症を発病して以来、私が主治医を務めていた。幻聴倶楽部のビジターになったのは、第三回入院治療後のことである。「私は、統合失調というより、過去失調です。だから、感覚だのみの世界なんです」「記憶は少しずつ戻ってきて、自分でつらくなっています。小さい頃の汚い記憶……地下鉄にはのれるけれど、落ち着かないしボーっとできずに緊張しています」「〝安井ちゃん〟ごっこがあるらしいんです。それは、自分の代わりに他人に切らせること、それから、自分の手首を切れないような（私のような）人間にならないように自分の手首を切らせることです」などと語られていた時期である。レター中の「試行錯誤」や「熱血漢」という言葉は、シナリオ中の台詞にあるキーワードだが、安井さんの経験に近いがために、彼女の意見の中に取り込まれたと考えられる。幻聴倶楽部の翌週の外来では、こう語られた。「ようやく再発だったことが認識できました。なぜかと言うと、幻聴がなくなったんです。やっぱり〝試行錯誤〟が大事なんだって思います」

Thanks Friday Newsletter Vol.6 No.8　3/10

第六期サンクスフライデイの最終ミーティングは、雨にもかかわらず四人の方々の参加を頂きました。前回のレター朗読のあと、近況報告。

Mさん「薬が変わって、今は落ち着いています。一二時に追眠のリスミーをのんでも三時にしか眠れなかったりしますが、毎日一二時に起きてくる生活ですから。主治医の転勤で、それを期に近くの病院を探してみてはと言われ探しているのですが、これはというところが見つかりません。ここまで二時間ほどかかるのですが、本人は気にならないようです」

KTさん「娘は先週から開放病棟に昼間だけ試験転棟しています。そこでは自分で食事をしています。男性への興味があるようで、抱きついいちゃったりするので心配です」

KBさん「うちもたいして大きな変化はありません。起きる時間が遅くなりました。アニメの再放送を見たり海外のサッカー試合を見ています。小型ゲーム機発売で目が輝いて、寒いのに朝の八時に並んで買ってきたのに、手に入れたら、二、三日で飽きています。今日は、嘱託の方の送別会でデイケアは食べるだけだったので早く帰ってきました。でもなぜ帰りが早くなったかも自分からは話してくれないんですよね。火曜に診察があって、『病気は重いが、のんびりしていれば治るよ』と言ってもらえたんですが、その前半の〝重い〟という言葉にひっかかってしまい、気になります」

Oさん「弟が死にました（ここで見せてくださった死亡診断書には「二月二八日午後五時二三分縊死（いし）」と書かれてありました）。去年の三月一一日にはナイフで胸を刺して緊急入院になり、その後、ここで入院を続けさせてもらいました。そのとき先生からはじめて病名を聞かされて、妻も弟のいろいろな奇妙な言動が病気のせいだと納得し、別居しようかという話もなくなったわけです。そういう点で、病名を知らされたのは本当にありがたかったです。

弟は六四歳でした。昭和四〇年頃から大量服薬やガスを使ったり自殺未遂は何度もありました。妹が二月二七日に弟の様子がおかしいと飛んできました。満期になった保険を預けに来たというのです。出かけていった病院の近くには鉄道の線路がありますから心配しました。結局、その日は、朝と夕方、先生にも電話をして、取り越し苦労だったということになったのですが、翌日、私が一二時二五分に自転車で帰宅したところ、弟が家に入るのを見たのが最後になりました。私は三時から六時まで外出していました。昼に弟と妹は、軽くうどんを食べたそうです。弟が「今夜はすき焼きが食べたい」と言ったので、妹は肉を買いに行きました。そのあいだに死んだんです。ドナーカードを持っていましたので、皮膚と左目の角膜のみ摘出することになり、手術が終わったのは、夜の一一時半で、すぐ葬儀所へ向かいました。遺書はありませんでした。遺言状は遺してありました。

これは思いようですが、他人を傷つけたわけではないので、ありがたかったと思います。そう言えば、前回は、ニューズレターを見せてくれと言わなかったですね。病気を教えてもらって、やっと弟のことが理解できたのに。四七回忌で『僕は長生きしすぎた』と親戚に言っていたのを思い出しました。葬儀は兄弟と私の妻だけでやりました。

弟は自分が認められる場所がほしかったのでしょうか？　金庫を三つ借りていました。金庫を所有する人間だと思われたかったのでしょうか。うちは、六人兄弟のうち三人が自殺しました。

そういえば、一二年前に私が退職した際、妻にどこかへ行こうかと誘ったら、スペインに行きたいと言ったので、その計画を立てていたら、弟も連れて行ってくれよと言いました。困ったなと思いましたが、結婚したばかりでまだ子どものいなかった娘が一緒に行くと言いましたので、娘の夫の両親にも訳を説明して、四人ででかけました。スペインで一一日間、バルセロナでは、みやげを買い損ねたと、焼き物を後で買いに行くと言ってきかないので、タクシーで行かせたことを憶えています。なかなかがんこなところがあります」

私は、Oさんがこういったお話をして下さったのを聞いて、とてもありがたく思いました。サンクスフライデイの中で患者さんが自死されたケースははじめてですが、患者さんが亡くなられた場合、自死でなくとも、外来へこそっと家族がいらっしゃるのが常でしたから、こんなふうに他のご家族の前で、まだ四九日もされていない時期にお気持ちを話して頂けるのは、実に貴重な機会でもあるからです。

自死の場合、遺族がたいへんおつらいことは容易に察しがつきますので、私たちもどう言葉をかけたらいいものなのか、とまどいます。それでも、私は、自死という亡くなる時の形に囚われるのは、まずいだろうと思っています。自死であろうとなかろうと患者さんが亡くなったときには、その人のその人らしいところを懐かしむのが、大切だと思います。その点、Oさんのスペイン旅行のお話は、実に弟さんらしいものだと感じました。日に焼けた弟さんは、スペインがお似合いだし、もう一度みやげを買いに戻るというエピソードも、いかにも弟さんらしい。

そういえば、前回の自殺未遂を機に、ようやくOさんご夫婦に弟さんの説明を充分に果たせたということがありました。それによって、Oさんご夫婦の弟さん理解も一気に進み、長年のいくらかこじれた関係も修復されたように思います。私にとっても弟さんとの治療は、長年通院されていて主治医も何代目かになっている、それこそ五分で診察が終わるタイプのものでしたから、自殺未遂がなければ、家族心理教育も展開しなかったでしょう。

また、今回のミーティングでも、病気の重さと自死のリスクは、むしろ反比例し得るということを、メンバーの皆さんは強く認識されたことと思います。病気が医学的に軽いと、本人の悩みが深まってしまうという現実。レターは、メンバーの方々によって今後も読み返されることでしょうから、そのたびに、私たちは、弟さんの冥福を祈ることになるでしょう。そういう意味で、弟さんを私たちは忘れません。四〇年以上にわたって病気と戦うのは並大抵のことではありません。ましてや、家族に充分な理解を提供できずに、提供されずに、それを続けてこられた弟さんの苦労を思うたびに、メンバーの方々はご自分たちが、まだ、その点で恵まれていることを認識なさるかもしれません。

ミーティングの前日、全家連の研修会に出たのですが、そこで、四〇年前の設立当初の組織に寄せられた励ましの手紙五〇〇通が社会心理学者によって読まれ整理されていると聞きました。今とは違い、社会福祉も不備で、統合失調症患者を抱えた全国の家族は孤立無援でいかにすさまじい生活を強いられていたかということが手に取るように分かる手紙だそうです。今後、障碍者福祉がすこしずつでも充実していくことを願って止みません。

この後、その他いくつか質問が出て、今期のサンクスフライデイは修了となりました。

最後に、メンバーの方々から頂いた感想をここに紹介しておきましょう。

Kさん「この先、もうすこし、このミーティングが続けばいいのにと思います。まだ、不安なことがいろいろ控えているでしょうから」

Mさん「勉強できてよかったです」

KBさん「月1回のミーティングがないと不安ですね」

Oさん「常識が通じないことが分かったことが良かったことですね」

では、次にお目にかかるのは、来週フォローアップ・ミーティングでということになります。お元気で。

小森康永＠サンクスフライデイ記録係

コメント②

「サンクスフライデイ」の入会資格は、その年の「家族のための勉強会」プログラムを修了していること。ミーティングは毎年八月から三月までの第三金曜に午後三時から四時半まで計八回開かれ、その内容は記録係の私によって「サンクスフライデイ・ニューズレター」としてまとめられ即日郵送される。文書は、メンバーのみに宛てられたものではなく、患者も含め、家族全員に共有されることが推奨されている。また、入院患者の場合、コピーが診療記録に貼付され、病棟スタッフも読めるようにしている。グループには、その成り立ちからして同級生感覚がある。グループ名は、アメリカのバーの夕方の割引制度"Thanks God It's Friday"（TGIF）が長くて憶えられないと、メンバーが略した言葉に由来している。なお、勉強会プログラムはここ一〇年ほど毎年十数家族に提供されており、修了者は半年に一度のフォローアップ・ミーティングにおいて最新の精神医療情報を得ている。

集団療法には、「傷を舐め合うだけじゃないの？」という世間一般の見方もあるが、そんな暗さとはだいぶ違うムードの中で会話は進んでいく。しかし、現実は、いつもそれほど明るいわけではない。メンバーの誰かに、不幸が起こることもある。そんな際、他のメンバーはそれをある意味、背負い込むリスクがある。

ナラティヴでは、問題を経験した人々は、特定の問題の起こり方、問題の話し方、その問題の好き嫌い、さらには問題との関係の変え方や対抗方法などについて「専門知識」を持っていると想定されている。よって、同じ問題を持った人々のあいだでそのような知識を蓄積、共有することが、オルタナティヴ・ストーリーを分厚くするのに有効だとされる。それを実現するのが、「会話を拡げる」会話である。

会話を拡げる

中でも、「共同研究」Co-research という試みは、基本的には、治療者とクライエントおよびその家族などが協力して、当事者でなければ手に入らないような知識を文書化していき、同じ病いを抱えた人々のあいだで、それが流布していく過程を指している。たとえば、デイヴィッドは強迫性障害の共同研究において、「とどのつまり、こうした問題がいつも背後からやってくることにあなたは気づいていただろうか。〝ミスターO〟に〝わざと負ける〟有用性を、あなたは思い描こうとしただろうか」(1) と述べている。外在化された強迫症状である〝ミスターO〟に対して、当事者であるベンが自発的に問題との関係を変えていくことの重要性が強調されているのだが、その背景には、多くの家族によって提供された「専門家知識」の流布がある。

また、共同研究をさらに一歩進めて、なんらかの問題、そしてその問題を支持する構造と闘う社会活動をも行う取り組みとして、「リーグ」がある。八〇年代初頭にデイヴィッドがクライエントの智恵を「公文書」として当事者間で共有しはじめたことに端を発している。彼は、「アンチ拒食／過食症リーグ」について、以下のように述べている。

拒食症（過食症としても知られている）実践を「脱構築する」ことへの関心によって、そういった問題のジェンダー、文化、そして社会的文脈が、議論や論争の場へと引き出される。加えて必要なのは、若い女性に自分そのものが拒食症であると信じ込ませるような言語実践に対抗する言語行為に出るための、徹底的に外在化する会話である(2)。

ここでもまずは、外在化する会話によって拒食／過食症を捉え直すことが推奨されている。外在化は、問題解決の技法というよりも、治療者とクライエントとのあいだで共有されるべき会話のスタイル、ひいては、そのような治療文化の構成を目指す取り組みなのだ。「問題の外在化」から「言説実践としての外在化」への移行とも言えるだろう。デイヴィッドは言う。

本章の目的は、権力からもっとも閉め出された人々（たとえば、クライエント、入院患者、在留外国人ら）から得られる「オルタナティヴな知識」に賛成を唱えることである。クライエントの知識を役立てるという点で、治療的伝統の枠を拡げ、これらの知識の利用可能性を高めることが、私たちの意図である(2)。

近況報告と速さ

幻聴倶楽部とサンクスフライデイ、どちらのミーティングでも、ニューズレターの朗読後に、近況報告が行われる。まるで、前号までのあらすじの後に、今月号の展開を読むかのようだ。メンバーもセラピストも、前回話したことをリアルに思い出し、この一カ月の自らの生活ぶりを比較することになる。往々にして、つらい話はさらりと流し、楽しい話はじっくり味わおうという傾向にあるが、時には、「今日はみなさんにこのつらい話を絶対に聴いてもらいたくて来たんです」という思いが持ち込まれる。まさに、物語は継続的な時間に対する一つの操作となる。メンバーは同じ病いを抱えているか、同じ病いの患者家族をケアしているので、一人ひとりの発言は他人事ではなく、自らに起きた出来事として相互に韻を響き合わせることになる。

個人面接とグループ面接の違いについては、既に多くが語られていることだろう。家族療法と集団療法との相違についても議論はある(3)。実際、クライエントのほかに誰かが同席するのであれば、そしてその誰かも自分と同じように発言権（時には同じ病いまで）を持ち、さらにはお互いの発言に対してもコメントできる立場にあるならば（つまり聴衆がいるのであれば）、おのずと語りは異なるものだ。では、語りの何が異なるのか？　カルヴィーノの「速さ」についての講義録は、以下の伝説で始まる。

皇帝シャルルマーニュはもうずいぶん歳をとってから、あるドイツ娘に恋をしました。廷臣たちは皇帝がすっかり恋の想いの虜になって、帝王の威厳すら忘れ、国務をなおざりにしている有様を見て、ひどく心配をしておりました。突然、その娘が死んで、宮廷の高官たちはほっと安堵の息をついたのでしたが、それもつかのまでした。というのは、シャルルマーニュの恋わずらいは、彼女とともに死んだというわけではなかったからです。皇帝は亡骸をミイラにして自分の部屋に運ばせ、その傍らを離れようとはしなかったのです。テュルパン大僧正は、この気味悪い情熱に驚き恐れ、もしや呪術でもと怪しんで、亡骸を調べてみようと思いました。死人の舌の蔭に隠されて、宝石を嵌めた指環が見つかりました。指環がテュルパンの手に移るや否や、シャルルマーニュは大慌てで亡骸を葬らせ、大僧正その人に愛情を向け始めたのでした。テュルパンはこの気まずい立場を逃れるために、指環をコンスタンツの湖水に投げ捨てました。シャルルマーニュは湖に恋して、もうその岸辺を離れようとはしませんでした（邦訳、六一―六二頁）。

このような物語が読者を捉えるのは、「出来事の数珠つながり」だという。これがないとスピードが欠けてしまうから。しかも、その本質は、物語の秩序であって、出来事は「その継続する時間からまったく自由に、点のようになり、休むことのない動きに一致するジグザグの図形を描きながら、直線で結ばれているだけ」だという。このあたりは、ナラティヴでいうと、〝行為の風景に関する質問〟と〝アイデンティティの風景に関する質問〟がジグザグに進んでいくところに相当する（第三章、参照）。グループ面接では、個人面接に比べ、このストーリー展開が速い。しかも、カルヴィーノ風に言えば、物語の真の主人公は、病気である。なぜなら、人物の動きを決定するのは病気の進展であるし、人々のあいだの関係を結びつけるのも病気だからである。病気を囲んで一つの重力場のようなものが形成され、それが物語の場となっている。そこでは、当然、先に述べた時間の操作がなされ、出来事が韻を踏む。そのために、大人数であるにもかかわらず、次回に続きを聞きたいと思わせる効果が生じるのである。まるで、『千夜一夜物語』のシェヘラザーデだ。

カルヴィーノの取り上げた六つの主題がその反対の価値を排除するものでないことは明示されているが、速さについても、逡巡の歓びを否定するわけではないという。「脇道へそれる、脱線するというのは、結論を先送りするための戦略です、作品内部の時間の増殖、永遠の遁走なのです。でも、何からの逃走なのでしょう。もちろん、死から」と続く。次章で紹介する、ディグニティ・セラピーには、その技術が加味されている。

解決知識

「無知のアプローチ」や「クライエントは人生の専門家である」という言葉によるナラティヴな姿勢の表現は、私にとってどうしても分かりにくさが伴うものだった。しかし、治療を〝共同研究〟として組織化するというのであれば、一向に悩むことはない。この三者はどれも同じことを提唱しているのに、前二者では、セラピストの実践が不在によって表現されているために理解しにくいのではないだろうか。

ある統合失調症患者が「長い入浴がきらい」と言うとき、それが「お風呂で幻聴が強くなるから」だということは、きわめてローカルな知識である。しかし、それを本人の口から聞かされるまで、私たちは自分たちの枠組みのなかで（たとえば、陰性症状なのだと）想像するしかない。〇四年の春に、統合失調症患者の家族と〝家族の気持ち〟を共同研究したときもそうだった。一〇組の情緒的主題について五段階評価をお願いすると、たとえば「重荷　対　安心」において同じ三点でも、その選択理由が、解決方法の有無であったり、現状ではなく将来の不安に焦点をあてた結果であったり、現在の混沌とした情緒によるわけだから、このような尺度自体はあまり意味のないことがわかる。さらに、「絶望　対　希望」であれば、三点を選択する人が最も多いといっても、それは、そのまんなかで気分が安定しているからではなく、絶望と希望が入れ替わり立ち替わりやってくるのでそう選択せざるを得ないことも判明する。慢性疾患の患者を抱える家族の受容というものを、あわよくば段階論めいたデータに還元しようといういやらしさがあぶり出された瞬間である。

治療者の専門性とは何なのだろう？　医学情報もインターネットで入手できる時代、たとえば、治療者が暗唱できる程度の薬物情報ならば、既に患者はプリントアウトして鞄の中に入れている。だから専門性とは、〝ローカルな知識〟を比較参照できる実力だと思う。ローカルな知識に規範的地位を割り当てることなく、それを無理強いすることなく、どこかで生まれた知識を別の文脈で別の個人と共有できること。グループミーティングのニューズレター書きは、ローカルな知識を公文書にまとめる作業であり、インターローカリティへの第一歩である。

＊本章は、下記の論考に基づいている。小森康永：ナラティヴな「共同研究」——幻聴倶楽部事始め、家族療法研究、22(3):219-223, 2005、小森康永・山田勝：統合失調症と家族の情緒的主題——共同研究、家族療法研究、21(2):138-146, 2004

〈文　献〉

1　David Epston：'Catching up' with David Epston: A collection of narrative practice-based papers published between 1991 and 1996. Dulwich Centre Publications, Adelaide, 1996（小森康永監訳「デイヴィッド、ベンに相談する」同『ナラティヴ・セラピーの冒険』創元社、2005）

2　David Epston：'Catching up' with David Epston: A collection of narrative practice-based papers published between 1991 and 1996. Dulwich Centre Publications, Adelaide, 1996（小森康永監訳「スパイーカイアトリックな視線から関心コミュニティへ」同『ナラティヴ・セラピーの冒険』創元社、2005）

3　Weakland, J. H. & Greenberg, G. S.：Don D. Jackson's contribution to group therapy, In Wolberg, L. R. & Aronson, M. C. (eds.)Group Therapy. Stratton International Medical Book, New York, 1977(pp. 5-13)

第6章　一貫性

「なぜ君は拒むのだ？」
「そうしない方が好ましいのです」

ハーマン・メルヴィル『書写人バートルビー――ウォール街の物語』

わしの人生について一番憶えていることは

今、これから、あなたに読んでもらうことになった文書は、わしが、愛知県がんセンターに入院していた今年の一〇月二三日に、緩和ケアの一環として作成されたものです。精神科医の小森先生との「ディグニティ・セラピー」の記録。それは、死を意識した人が愛する人たちに最も伝えておきたいことを残すためのプログラムなんだそうや。あらかじめ用意された九つの質問に答えていく一時間ほどの録音面接を、先生が逐語録にして、すこし編集してくれよった。後日、わしがそれに目を通し、最終版にしてある。

わしの人生について一番憶えていることは、そらまあ、終戦後、二一、二年だったかな、父親が建築屋でその後を継いだもんだで、原爆の落ちた広島に入ったときの、地面の上には何にもなくなっている、その恐ろしさやね。銀行なんかの傍に立っていた人の影が黒く残っている、人だけが溶けたみたいに一杯残っていて、それ見るだけで涙が出た。こんな恐ろしいこと、今の時代に言うても仕方ないかとも思うけど、広島や長崎のそれを見た人たちはみんな反対すると思う。今、原爆は、北朝鮮のことがあって話題になっているけどもな。平和公園のそばの工事で入った川の底には、人骨が一杯あったからね。日本瓦は、光線が当たっている方は溶けていても、そうでない方はちゃんと残っとった。八時二〇分頃だったんかね、学校の生徒たちは朝礼中で、大変だったろうと思う。三〇人くらいで組んで、鉄骨で橋を掛けていったんです。土台ができているところへだったから、半年ほどで済んだけどもね。中州みたいなところだから、橋がないとどうしても交通の便が悪い。町と町のあいだに橋がないとどうにもならんわけや。二〇かそこらやったかな、独りやったし、生き生きしとったね。「そんなときに広島に行って放射能浴びたから、がんになった」と息子は言うけどね。

富山で一番はじめに鉄骨のアーチ型の橋を掛けたときは、テレビ局も来て、婦人会が毎日見学に来るようになったときのことも思い出すな。今みたいにクレーンがないもんやで、山から木を切ってきてな、ああいうのを作らないかんのや。土台やからね。そういう苦労はあったけどな、楽しみのひとつやった。でき上がってくるのを見るのはね。それは、絵と一緒。一つ間違えば、バラバラになっちゃうしな。そこも絵と同じや。手仕事だけど今のような精巧な橋を造らないかん。今なんか鋲を打たないけどな、暗くなってからも製缶が真っ赤に燃えた鋲を三〇メートルほど上まで投げ上げるのを、テレビで放送するもんやからね、たくさん見学者が来て、いろいろ言う。そうすると、若い者が調子に乗って、「鋲を受ける時にはタマが焼ける」とか言うもんやから、皆、面白がってね。そんなこともあった。

結婚は三五くらいで遅かったが、それからは旅ばっかりではいかんと、工場を作った。それまでは、北海道やらそこら中飛び回っていたわけや。仕事が終わって、遊んでこいよと言って皆を出した後、自分は山でスケッチをやってた。好きやもんで、いいとこあると覚えといて、描きにいく。その頃が一番楽しかったな。もっとも、金がもうかっても、そりゃ若いもんで、使うのも早いわなあ。製缶とか飛びとかは気が荒いもんでねえ。

仕事で大切だと思っていたのは、けがをさせてはいかん、という命の大切さかね、戦争で死んでいく人をいやなほど見たからね。わしは背が低くて、予科練には受からなかったけど、戦後、いろいろ見たことを息子たちには話しました。品物というのは、一つ間違えるとバラバラだと肝に銘じたね。橋は、何百何千という車やトラックが渡るものやからね、人の命も預かっているわけですよ。だから、どうしても丁寧にせないかんと。それだけは、気になった。若い頃から、そういううるさいことばかり言うもんやから、他の連中はいろいろ言ったけれども、検査をちゃんと通さないかんからなと思ってました。

わし自身について家族に憶えておいてほしいことはね、工事現場の写真なんか、子どもたちに見せて、寒さのことや夜にはクマにやられることとか、いろいろ話はしてあります。

工場をひとつやり終えて、自分が絵を描いていられるようになったのは、息子たちが大学を出て、六〇過ぎた頃からかなあ。でも、家で絵を描いていた頃も、中には入ってこんかったからね。だからか、長男も暇があると絵を描いているね。

先生から「仕事はバリバリやって、絵を描いて、助産婦の奥さんの仕事をカバーして、といろんな面のあるお父さんでしたね」と言われて、そういったイメージはあったかなと思ったね。母親がおらんときには食事やら作って食べさせてもらったと、長男は覚えているようやし。当時、布おむつを干しているところを近所の人たちに見られても、苦にはならんかったね。建築の仕事のかたわら、そういうことまでやるのは、珍しかったかもしれんな。「女のすることまでやっとるわ」と田舎だから言われとったんやろうけど、そんなこと何とも思わへん。家内には、好きなことなら何でもやってええと言ったからね。困ったことといえば、夜中に、次男が乳飲んで寝とるところへ病院から車で迎えがくると、後がかなわなんだわな。赤ん坊は泣くし、ミルク飲ませるにも（味が違うから）飲まんからね、背中におんで、外を歩いたこともよくあるわな。そのうち、近所の人たちにも、こういう家族として溶けこんでいったかな。

（家族としての役割、職業上の役割、そして地域での役割などで）わしが人生において果たした役割のうち最も大切なものは、何でしょうと訊かれたけれど、まずは、町内のことを思ったね。案外難しいものだったね。都会から来た人と昔からの人たちが混じっているとね。氏神さんがある以上は、ほかっとくわけにはいかないんだけどね。「宗教が違う」と言って参加しない人たちがいるからね。神社の上りなんかもステンレスに替えて、人を頼まなくてもいいようにするというアイデアも、わしが出したね。田舎の人と町の人のあいだに入るのが、難しいんや。こういうことが大事なのは、町内では団結心がないとやっていけないということでね。なのに、それを言っても分かってもらえんで、困るんだわね。団結心がないと何もかもめちゃくちゃになってしまう。町の人が多いところでは、何もできんで困ったと言うてくるね。お祭りでも、お盆でも、子どもたちにお菓子やろうにも、寄付もしないんじゃあね。今でも、そうなんですよ。私が退院したときも、いろいろ苦情を聞かされるからね。だから、子どもたちにも、こういう昔からの風習は、教えてあるんですよ。悪性リンパ腫と分かって入院待ちの一カ月のあいだに、私か家内のどちらかが死んだ場合の、二通り、焼香順まで二冊に分けて書いといたから、もう言うことはないんだけどね。遺産も二つに分けたしね。

自分について誇りに思うようなことは、まだやってないような気がするなあ。まんだ、未だに、この歳になってもな。寿命やから、これから帰ってやるわけにもいかんな。帰れば、皆、寄ってきてくれるけど、何かしたとは思わへんのやけどな。相手は、何かしてもらったから飛んでくるんやろうけど。頼りにされているところもあるけどな、気楽な方やから、気いようするだけだな。

絵のことを訊かれて、代表作と言われても、まだ到達しとらんな。満足いってない。うちに一〇〇号がふたつ立ててあるが、半分しか完成しとらへん。細かいのは、ええなと思うのもあったけどさ。悪性リンパ腫で入院したとき兄弟がみんな持っていってしまったな。未完成のものを仕上げたいけどもな、筆を加えたいなあ。できたら、どこに出そうかな？　でも、できんわな。

愛する人たちに言っておかなければならないと未だに感じていることとか、もう一度言っておきたいことは、家内のことだけやわな。あれだけを子どもたちがみてくれれば、いいんやけど。自分の好きなことやったんやろうけど、仕事は、つらかったやろうな。赤ん坊をおんでまで、病院に行ったからな。病院の先生は、隣のおばさんに赤ん坊のことは頼んだからなって。泣いたら、母乳を飲ませに、病院に連れてくるわけや。それで、おんでまた帰ってくる。わしとしては、つらかったけどな。見とんのがな。だから、母親のことを大事にしてほしいなあ。家内には、面と向かって言えやへんけどな、こんな親父にな、長いことつかえてくれたことは、ありがたいと思ってますや。それだけですわ。おっかあに向かってそういうとな、「何言うとるんのや」って。だから、顔を見ると、そんなことは言えやせん。

家族に対する希望や夢は……そうね、長男は、今の仕事をきちんとやって、すこしでも大きくしてくれれば、親父は満足や。長男の嫁は、母親の面倒をようみてくれるから、ありがたい限りや。次男は次男なりに、兄貴と仲良くやってってくれれば、いいし、毎日見舞いに来てくれるだけでも、ありがたいと思う。悪性リンパ腫のときからやでね。そういうことをさせてくれる弟の嫁にも頭上がらんね。家内には、このまま長生きしてくれや、ええけど。可哀想やでな。わしが元気になりゃ、ええんやけど。今まで働き詰めに働いて、なーんにも楽しみもなかったんやないかと思うけど。お花やお茶の先生の免許もあるのにな、やろうともせんようになったなあ。仕事に忙しかったからやろうな。だから、仕事が遊びよりも好きやったんかもしれんなあ。七〇になって、ひょろひょろになっても行っとったからなあ。婦長友だちに頼まれて、週一日だけやと言われたのに、行ってみたら、定期券が買ってあったなんてなあ。

わしが人生から学んだことで、他の人たちに伝えておきたいことは、命の大切さやね。前の病院では三カ月もたんと言われたのに、T先生にあってから七年やもんね。三カ月と言われたから、何もかも整理して、言うとくことはぜんぶ書いたけどな。だから、子どもたちも命の大切さは、よう分かっとるとは思うの。これだけ長生きさせてもらったのは、ありがたいと思う。「T先生がいなかったら、おわっとったかな」と、子どもたちも言ってます。だから、車に乗る時でも、よく気をつけてますよ。

それから、田舎と町の中間で、うまくやってほしいなあ。家内が生きとるうちは、ええやろうけどな。隣の人は、八〇いくつで生きとるけどな、月曜になると「取れすぎた」と手押し車で野菜をどさっと置いていくんや。隣近所でも、そういうことは、きちんとしとかないかんしな。教えとるで、わかっとると思うけどな。

そんなくらいのところやろうなあ。

二〇〇六年一〇月二四日　土井　鉄男

土井さんは、急性骨髄性白血病となった悪性リンパ腫の七六歳男性。緩和ケアチームへの紹介理由が精神症状ではなくディグニティ・セラピー施行であった点が、異例である。彼は、本セラピーを終え、満足そうだった。文書はすぐに妻と息子ふたりに手渡されたが、私が感想を直接訊ねることができたのは、二男のみだった。二男は、以前からよく聞かされていた話の一部がまとめられたことに感謝はしたものの、驚きを伴うものではなかったと述べた。

ICUのクリーンルームでの入院継続中、私は知人のように、土井さんを訪室した。愛知県がんセンターのウェブ上治療コミュニティ、「アンチ・キャンサー・リーグ」に、病室からの南方眺望を描いた土井さんの絵（1）を掲示させてもらうことになったのも、そんな訪室の折であった。そして、それが、彼の尊厳をさらに支持するきっかけとなった。

二〇〇七年三月二六日。いつものように病棟回診をしていると、外来フォロー中の三〇歳の子宮体がん女性のカルテが目に入った。さっそく病室に行ってみると、化学療法が1週間ずれて本日入院になったとのこと。面接室でこの二週間の様子を聞くと、「デジカメが壊れちゃって。でも、それは保証内容の範囲じゃないからって、結局新しいのを買ったんです」と。何をしていて壊れたのかと訊くと、「実は、ブログ作りたくて、自分の脱毛とか、タイマーをセットして撮ってたんです。そうしたら、台の上から落っこちゃって。これでも病気になってからいろいろ書き留めてるんですよ」「それなら、でき上がる前でも抜粋だけ僕にくれたら、宣伝用にアンチ・キャンサー・リーグに載せるよ」「え？　でも、すごい脳天気なやつですよ」「いいって。優等生っぽくなくても、がん患者さんって全然普通の生活してるんだって分かってもらうのも、価値があることだから。いろいろな人の声が出てるのがいいの。文じゃなくて絵を出してくれてる人もいるんだよ」と、私はたまたまファイルの中にあった土井さんの絵のプリントアウト（図1）を見せた。すると「すごい！　私、水彩や油も習いに行ってて、絵本作家になりたいってずっと思ってたんですよ。これ実物、見たいですね」という返答。

早速、その日に土井さん、主治医、ICU看護師長の許可を取り、ふたりの面会が実現した。病室よりの風景画だけでなく他の何枚かの絵も囲んで濃密な会話が展開された。ここでのふたりのたった一五分のやりとりがいかに心温まるもので、いかに土井さんの尊厳を満たし、女性の忘れられていた絵への情熱を掻き立てて余りあるものだったかは、読者のご想像に任せよう。

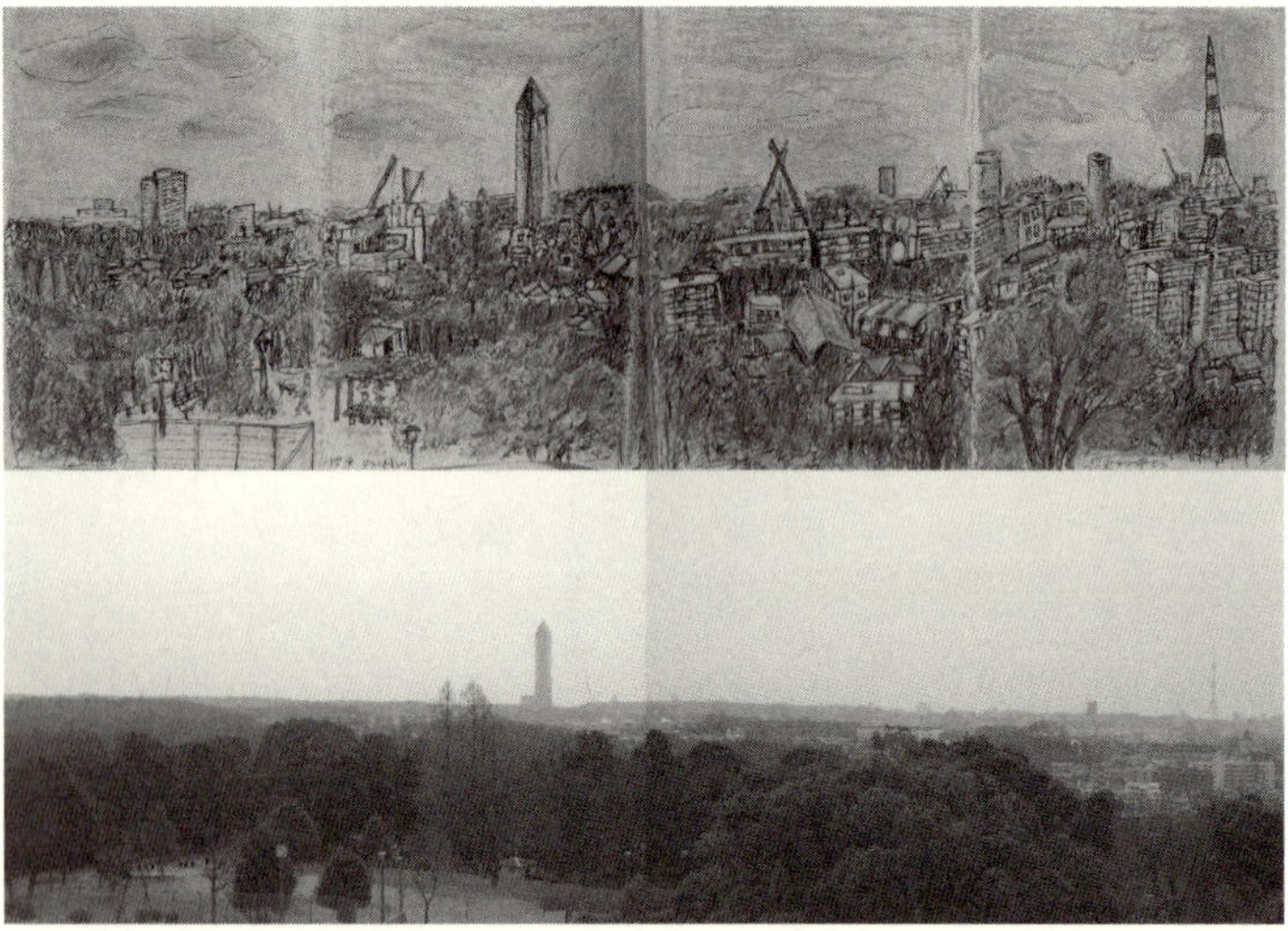

図1　病室からの眺望を描いた土井さんの絵

コメント

土井さんに行われたディグニティ・セラピーは、「ディグニティ」、特に終末期がん患者の尊厳を維持することを目的とする精神療法的介入で、カナダのハーベイ・チョチノフら(2)によって考案された。そこでは、患者自身がこれまでの人生を振り返り、自分にとって最も大切になったことをあきらかにしたり、周りの人々に一番憶えておいてほしいものごとについて語る機会が、提供される(注1)。後日、他の患者も交えた面接は、(彼女が昔の絵描き仲間ではなかったとはいえ)あきらかにリ・メンバリングであった。美しいものを形に残す情熱を共有するふたりの患者の、絵を介したつながり。

このときにこそ、病人としてではなく絵描きとして自分を見てもらいたいという土井さんの気持ちは、満たされたと思いたい。

リ・メンバリングする会話

ダブルミーニングを連想させるその呼称からもわかるように、リ・メンバリングには、人生をクラブにたとえることによって、人は自由に、自分にとって重要な人物を憶い出し、再びメンバーとして加えることができるという前提がある。

この実践は、ナラティヴ後半におけるオルタナティヴ・ストーリーの歴史を豊かに記述する会話の典型である。あなたが最近のユニークな結果について語ったとしよう。すると援助者は「あなたがこう言うのを聞いて、驚かない人はいますか？」と質問する。そこで、もしもあなたの返事がイエスならば、その人はあなたの何を知っているのかという質問が返ってくる。一方、ノー、つまり誰もが驚くのであれば、そのエピソードは、真に新しい達成として注目されることになる。（一昔前は「治療的二重拘束」と呼ばれたものに似て）いずれにせよ治療的ではあるが、前者によって、あなたの人生における重要な人物が再度思い起こされ、人生のメンバーとして再認識されることにより、あなたの人生には、より大きな意味がもたらされる。

ターミナルケアにおいては、ロレイン・ヘツキとジョン・ウィンスレイド(3)が、リ・メンバリングを主たる技術とする実践を提唱している。そこでは、死が射程距離に入ったとき、そして死後においても、家族など愛する人々を集め、死にゆく人の思い出を構成していく会話が重要視される。象徴的不死を達成するための会話と言えよう。ロレインらは、死にゆく人との治療的会話において、次の五つの側面を提示し強調している。①記憶されるであろうことの予測、②聴衆の選択、③儀式のリ・メンバリング、④死の話をすること、⑤世代を超えたメンバーシップの広がり。たとえば、①の「記憶されるであろうことの予測」は、死にゆく人の人生のハイライトを語り残すべきものとしてあきらかにする。そして、それを価値あるものとして遺族が語り継ぐには、どうすればいいのだろうと相談することが、大きな慰めになると考えられている。

あなたが余命半年の患者の心理的ケアを担当していたとしよう。彼女の人生において一番大切なものが「信仰」だったとあきらかにされた場合、あなたにはどんな質問ができるのか。ロレインであれば、以下のような質問をするだろう（文末の数字は、ロレインらの提示した側面を示す）。

・あなたが信仰から学んだことを家族が忘れないようにする上で役に立ってくれる人は、誰かいますか？②
・あなたのしていたことは、誰がどのように引き継いでくれるのでしょう？②
・あなたのことを思い出すために、どんな儀式が、続けられたら素敵だと思いますか？③
・あなたがどのように死に臨んだか、愛する人にどんなふうに語ってほしいですか？④

・あなたの病いとのつき合い方のうち、どんな点を家族が誇りにしてほしいですか？④
・あなたの最期をどのように憶えておいてほしいですか？④
・家族が死ぬ段になって、あなたの死の物語がなんらかの助けになることを望みますか？　何を学んでほしいですか？④
・これから生まれてくる世代の人たちに、どんなふうにあなたの物語を話してほしいですか？⑤

これらの質問に答えていくことによって、患者の尊厳は高められると同時に、愛する家族に自分が何かを残せることが、実感されることだろう。これは、最近、緩和ケア領域で注目を浴びているディグニティ・セラピーの拡大版と言える。

終末期における医療関係者の仕事は「介入」というより「紹介」に近い。土井さんの場合も、ディグニティ・セラピーが実践できるほどには病院における死のタブー視が緩やかであること、ウェブ上治療コミュニティ「アンチ・キャンサー・リーグ」における患者の声の共有、ICU入院患者であっても緩和ケアが提供できるのだという認識（ここには、その二カ月ほど前にレスピレーター装着中の患者を院内ホールでの娘のチェロコンサートへ皆で協力して連れ出したというエピソード(4)が不可欠だったろう）、そして前例のないこのような治療的介入に対する寛容さなど、どれひとつが欠けても、ふたりの面会は達成されなかったはずだ。

このような「つなげる」作業は、治療文化を大きく構成していく。実際、この数カ月後、アンチ・

キャンサー・リーグでディグニティ・セラピーを知ったスキルス胃がんの二〇代女性は、婚約中にがんを告知されても結婚を選んだ夫への感謝のことばをディグニティ・セラピーで遺したいと希望した。カルテに貼付されたその文書を読んだ病棟看護師の多くは共に涙を流した。そして、このような援助の意義を感じ、同様にそれが希求された三〇代の女性がそれを語れずに死んでいったとき、院内ではじめてのデス・カンファレンスを開くことになったのである。

尊厳と一貫性

チョチノフは、ディグニティ・セラピーを公式化する前に、尊厳を定義するための研究を行っている(5)。余命三、四カ月の二〇〇名の患者に尊厳感について訊ねたところ、五三%に尊厳喪失感はなく、さらに三〇%がわずかだと答えたという。尊厳喪失感がある程度以上あるのは七%に過ぎなかった。そして、何が尊厳喪失をもっとも強く感じさせるかというと、他者に重荷をかけているという感じでも、入浴介助でも痛みでもなく、ましてや入院中か在宅かなどということでもなく、トップは、そのひとの「見栄え」(Appearance)であったという。つまり、自分が他者からどのように見られたいかという本人の認識と、実際に自分が他者からどのように見られているかという本人の認識のあいだのギャップが大きいとき、患者は尊厳の喪失を感じるわけだ。これには、チョチノフのある患者の思い出が強く刻まれているようだ(5)。スローンケタリング勤務時代、脳神経病棟に入院中の二〇代の若者は、やせ衰えていたものの、何年か前の筋骨隆々のボディビルダーだった自分の写真をいつもベッドサイドに飾っていた。

余命半年の人にとっては、残り時間が絶えず頭の中で意識化される。芸術家タイプの人は、最後に最高の作品を残そうとするだろう。これまでのライフスタイルの多くを反省してベジタリアンになり、生命をわずかであれ引き延ばすことに専念する人もいる。しかし、多くの人が、現状維持を望み、多くの事柄を先延ばしにする、まるでそうすることが生命を延ばす最良の策であるかのように。当人も周りの人たちも、時間があくまでも主観的なものであることをいやというほど味わされるのが、この時期だ。自らの人生を振り返り、いくつかの出来事をつなぐことによって物語を作り上げるディグニティ・セラピーが、この時点で望まれるのは、時間を垂直方向にさかのぼることで残り時間を豊かにするからかもしれない。リ・メンバリングは、それを水平方向にも実現しようとする。

尊厳には、一貫性が伴うだろう。ところが、「一貫性」についてのカルヴィーノの講義記録は残されていない（よって、これ以降はアマチュア探偵のメモのようなものなので、次節まで読み飛ばして頂いても一向に構わない）。スタイルを変幻自在に変えたカルヴィーノが、一貫性に何を託したのか。唯一知られているのは、そこでメルヴィルの『書写人バートルビー』を引用する予定だったことである。この作品は、一八五〇年代初頭のニューヨーク、ウォール街に事務所をもつ初老の法律家の回顧録の形をとっている。そこで働く書写人三人のうちのひとりがバートルビーで、彼はある日より書写を止め、事務所に住みつき、壁の方を向いて動こうともしない。結局、監獄に入れられ、そこで死ぬという、要約すれば身も蓋もない話である。これがブランショ、デリダ、ドゥルーズら多くの関心を集めるのは、書写人であるバートルビーが「そうしない方が好ましいのです」"I would prefer not to"と何度も同じ台詞を繰り返すからである。この台詞は、統合失調症のマンネリズムではなく、意志や必然性を超えたところにあるものと考えられている。引き受けることも拒否することもせず、まさにその瞬間に身を退く点は、一貫している。訳者によって「堅固さ」と訳出可能だとされてもいる、カルヴィーノの一貫性は、これを指しているのか？

そう簡単ではないだろう。私は柴田訳を読んで、語り手である「もうかなり歳の行った男」に着目した。冒頭三段落目で彼は、こんなふうに心情を吐露する。「まず第一に、私は若い頃からずっと、最も摩擦の少ない生き方こそ最良の生き方だと深く確信してきた人間である」この一文は、他の訳では、段落変えされていないこともあって、読者の目を引かず、これがその後に展開する事件の伏線だとは気づかれない。結局、語り手は、元来の事勿れ主義によって、ずるずるとバートルビーにつきあう羽目になり、結局は他者のするに任せた、少なくともそれは、この小説に見られるもうひとつの一貫性なのだ。しかし、それとは裏腹に、語り手はあきらかにバートルビーに魅了されていく。はじめはこんなふうに。「日が経つにつれて、私はバートルビーの存在をそれなりに受け入れていった。着実な仕事ぶり、遊びごとには一切手をださぬこと、絶えざる勤勉（衝立の奥で立ったまま夢想に耽るときは例外であるが）、この上ない静かさ、いかなる状況でも一向にその挙措が変わらぬこと、等々ゆえに、誠に貴重な人材であったのだ。何より大事なのは、彼が常にそこにいることであった」さらには、「君がここにいると判っているときほど、自分が独りになれたと思えるときは私にとって他にない」などほとんど愛の告白にさえ聞こえる。それまでの、語り手の摩擦の少ない生き方の希求とは対照的に、摩擦を顧みず果敢に人間関係を生きた証とさえ考えられよう。事実、バートルビーを語り手が雇い入れたのは、彼が衡平法裁判所主事なる職を授与され世間的評価を得た直後であり、新しい自己展開に向かったとして不思議はない。このように考えると、相入れない側面が同居した語り手の一貫性こそ、本編の不思議な魅力であり、カルヴィーノが言いたかったところではないかと思えてくる。

もうかなり歳の行った男は、死を考え、人生を振り返る。高橋睦郎の「風の二音節を」(6)を引こう。

私たちの人生は美しいか
美しいと名付けることで
私たちの無意味な人生は二重になる
歴史と自然の出会う鋭い切り岸となる

ディグニティ・セラピーないしリ・メンバリングによって記述された人が「歴史」であれば、目の前にいる人自身は「自然」であろう。死にゆく人と会うとき、その「歴史」がなければ、その人は二重にはならず、切り岸に立つときのめまいはない。つまり、死にゆく人に対する理解はない(注2)。

できすぎだと言われるかもしれないが、カルヴィーノには「小説における自然と歴史」という評論がある(7)。もちろん小説家の捉える自然や歴史は、患者を前にした治療者の考えるそれよりも広い。自然は、「いままでも、そしてこれから先、ぼくらがいなくなったあとも存在するであろう、個を超越した生命の象徴」であり、歴史とは「歴史の流れ、その意義の探求、そしてぼくらの個々の人生に絶え間なく参加し続けることで織りなされていく存在」を指す。小説家はトルストイの『戦争と平和』からパヴェーゼの『雄鶏が鳴く前に』に至る作品を引用しながら、小説において、人間と自然、そして歴史に対する考え方も、この三者の関係も不変ではないことを主張する。そして、自らの好みが、バルザック、トルストイ、コンラッドのように、その三つの要素をすべて同席させる作家にあると告白している。死にゆく人の自己表現と小説家のストーリーテリングの重なり。

リ・メンバリングされた人生

人々とリ・メンバリングする会話を行うようになると、セラピストは気がつくと自らの知識や生活技術に貢献してくれた人々を思い出すそうだ。自分には、どんな知識や生活技術があるのかと思う。少なくとも病気自体よりも、人々が問題をこじらせていく過程や解決のきっかけをつかむその仕方にこそ関心があることくらいは、自覚している。しかし私は、人からものを教わるのが昔から苦手だった。是非この人から教えを乞いたいと思ったのは、ジョン・ウィークランドくらいである(注3)。

たぶん教育にありがちな上下関係が嫌だったからだろうが、それで随分損をした。なけなしの断片的学習記憶――

私は長良川の中流にある田んぼと山しかない小さな村で育った。小学校は一学年一クラスで木造二階建て。それでも壁はまっ白なペンキで塗られ、屋根は赤く、車寄せが中央に配置されたシンメトリカルで牧歌的な校舎だった。ポプラが数本、校庭の南側に並び、校歌で歌われるとおりに大きな葉に風がそよいでいた。校庭には朝礼台がある。五年生の転任式でのことだ。習ったこともない産休補助教員の五〇過ぎの男性が別れの言葉を述べるため、そこに上がった。結核の治療を再開するという噂だった。教師は途中で、背広のポケットから二メートルほどの白い紙を取り出した。そして、「これが私の人生です。時間は誰でもみな同じように流れます。子ども、少年、そして教師になって……」と丁度一〇年ごとに人生を区切るのに合わせ、四〇センチほどに紙を裂いていった。そして、残り一片を左手でつかんで掲げ、「私の残り分は、あとこれだけです。教師の仕事もこれで最後かもしれません。ここで一学期間だけ教えたことを私は忘れないでしょう」と言った。手はふるえ、目頭は熱い。本気で語る大人の姿を私はこのときはじめて見たのではなかったか。それは、他人が死について語るのをはじめて聞いた経験でもあった。

この二、三年前、担任教師だったかどうかも定かではないが、マッチの擦り方を教わった。万が一、箱からマッチがこぼれても火がつきにくいように、マッチの先が並んでいる側を上にしてマッチは下に向けて擦るようにと。今から思えば、はなはだあやしい内容だが、合理的説明というものを初めて経験した記憶である。この合理的な言説と実践は、特に支障なく私のなかで育まれはしたのだろう。しかし、どこかで雲行きが怪しくなったようだ。大学の教養課程時代、有志が集まり、一年に何人も留年させるという解剖学の教授から（ご機嫌取りも兼ねて）特別に講義を受けようということになったが、（三〇年近くも前に）そこで聞かされた、こんな言葉が、記憶に残っているのだから。「君たちは脳の局在論を信じているかもしれないけれど、それは、より多くのことが説明できるから、支持されているだけのことなんだよ」

医者であるからには、合理的な言説と実践のなかにあることは当然であるけれど、死にゆく人を前に、それで済むのか。〇七年の冬、気になるのは、アルフォンソ・リンギスだ(8)。

私たちが想起した極限状況、つまり、共同体のひとりが私たちのもとから旅立とうとしている状況、彼または彼女が人生の終着点にある状況は、その人の傍に行く私たち、その人の傍に行かなければならない私たち自身が、語りの極限に追いつめられる状況でもある。そこは、言語の必要性が沈黙のうちに消えてしまう場ではない。そうではなくて、本質的なのは語られるべき内容で、語ることと誰が語るかは非本質的なこと、という状況では、もはやなくなるのである。まさにきみが、そこにいなければならず、語らなければならないのである。きみは何かを語らなければならない。言語が語れない何かを、共通の言説資源のなかには含まれていない何かを、究極的には非本質的な何かを。本質的なのは、語ることであり、きみの手が、今この世を去ろうとしている人の手にさし伸ばされ、きみの目の光が、もう何も見るものがないところに向けられている他者の目と出会うこと、他者の息が絶えるときに、きみの声の暖かさが、その人のところに届くことなのである。こうした状況は、たんに言語が終焉を迎えるときなのではない――互いに語るべきことがすべて、それを語るべき相手の沈黙と死によって終わり、そして何かを語るためにやってきた人の沈黙とすすり泣きによって終わる、最後の瞬間ではない。それは始まり、コミュニケーションの始まりなのである（邦訳、一四八－九頁）。

＊本章で紹介するケースは、下記の論文に初出のものである。小森康永：余命半年、あなたは何をしますか？　腫瘍内科 1(4): 372-377, 2007

注1　実際には、患者さんはまず質問紙（資料1）を手渡され、二、三日かけて答えをイメージアップするよう指示される。次回、面接者を相手に、患者さんはその九つの質問に沿って、愛する家族や友人に言い残したいことを語る。面接者はそれをオーディオ録音し、その逐語録に編集を加え、読みやすい文書を作成する（生成継承性文書）。後日、面接者は患者さん本人の前でそれを読み上げ、内容等を確認した後、直接に手渡すか郵送することになる。形式的には一週間で終了可能な簡易なアプローチであり、原著では、臨床心理士ではなくリサーチナースによって実践されている。終末期医療に関わる者にとって、「余命半年の人に、あなたはどんな援助を提供できるのですか？」という質問に自信をもってなんらかの答えを返すことは、それほど容易ではない。そのシンプルな回答のひとつが、本療法だと言えるかもしれない。

注2　脱稿間近の〇七年暮れ、高橋睦郎がオマージュを捧げた「箱の人」コーネルにこれまた捧げられたチャールズ・シミックの『コーネルの箱』（柴田元幸訳）を読んでいると、こんな一節があった。

〝メルヴィルの語るバートルビーが、仕事を放棄して事務所の窓の外のうつろな壁を凝視しはじめた日の姿をわたしは思い描く。コーネルはその日のバートルビーに似ている。〟

ちなみに〇八年春には柴田訳の『書写人バートルビー――ウォール街の物語』も発表された（monkey business

vol.1 villagebooks)。

注3　誤解なきよう補足しておくが、お前など日常生活においてPCの使い方から旨い蕎麦屋まで他人に教わるばかりではないかという、そういう話ではない。師弟関係の発生、つまり独学者からの離脱のことだ。それについては、内田樹が『他者と死者』でこんなふうに書いている。なるほどなと思う。

〝「魅惑する者」とは「教える者」のことであり、「魅惑される者」とは「教えられる者」のことである。師弟関係が欲望の関係として適切に機能するためには、つまり弟子が師に対して決して満たされることのない法外な欲望を抱き続けるためには、必要なことは一つしかない。それは師がその師に対して「決して満たされることのない法外な欲望を抱き続けること」である。学知の伝統においては、それは師がその師に比して法外に無知であると繰り返し告白し続けることによって担保される。〟

資料1：ディグニティ・セラピーの質問

1　あなたの人生において、特に、あなたが一番憶えていること、最も大切だと考えていることは、どんなことでしょう？　あなたが一番生き生きしていたと思うのは、いつ頃ですか？

2　あなた自身について家族に知っておいてほしいこととか、家族に憶えておいてほしいことが、何か特別にありますか？

3　(家族としての役割、職業上の役割、そして地域での役割などで）あなたが人生において果たした役割のうち最も大切なものは、何でしょう？　なぜそれはあなたにとって重要なのでしょう、そして、その役割において、あなたは何を成し遂げたのだと思いますか？

4　あなたにとって最も重要な達成は、何でしょう？　何に一番誇りを感じていますか？

5　あなたが愛する人たちに言っておかなければならないと未だに感じていることとか、もう一度言っておきたいことがありますか？

6 愛する人たちに対するあなたの希望や夢は、どんなことでしょう？

7 あなたが人生から学んだことで、他の人たちに伝えておきたいことは、どんなことですか？（息子、娘、夫／妻、両親などに）残しておきたいアドバイスないし導きの言葉は、どんなものでしょう？

8 将来、家族の役に立つように、残しておきたい言葉ないし指示などはありますか？

9 この永久記録を作るにあたって、含めておきたいものが他にありますか？

〈文　献〉

1 Anti-Cancer League：(http://www.pref.aichi.jp/cancer-center/200/235/index.html)　メンバーの声＃3

2 Chochinov, HM, et al.：Dignity therapy: A novel psychotherapeutic intervention for patients near the end of life. Journal of Clinical Oncology, 23:5520-5525, 2005

3 Lorraine Hedtke & John Winslade：Re-membering Lives: conversations with the dying and the bereaved. Baywood Publishing Company, Amityville, 2004（小森康永・石井千賀子・奥野光訳『人生のリ・メンバリング』金剛出版、2005）

4 Anti-Cancer League：(http://www.pref.aichi.jp/cancer-center/200/235/index.html)　家族の声＃2

5 Chochinov, H. M.：Dignity and the eye of the beholder. Journal of Clinical Oncolology, 22:1336-1340, 2004

6 高橋睦郎：『この世あるいは箱の人』思潮社、1998

7 Italo Calvino：Una Pietra Sopra. G. Einaudi, Torino, 1980（和田忠彦・大辻康子・橋本勝雄訳『水に流して』朝日新聞社、2000）

8 Alphonso Lingis : The Community of Those Who Have Nothing in Common. Indiana University Press, Bloomington, 1994（野谷啓二訳『何も共有していない者たちの共同体』洛北出版、2006）

—付　録—

付録1 アデレード、一九九九年秋
ナラティヴ・セラピー&コミュニティワーク国際学会報告

16 February (Tue.) Alice Springs / Adelaid, QANTAS QF492

二月一七日から一九日まで、秋の南オーストラリア、アデレード市で開かれた第一回大会に参加した。同市は、教会の町と呼ばれる静かな落ち着いた街。ワイン通には、バロッサ渓谷への出発点でもある。学会は、マイケル・ホワイトらの運営するダルウィッチ・センターによって企画されたが、主催者側の予想のおよそ二倍、六〇〇名ほどがオーストラリア、ニュージーランドのみならず世界各国から集まり、大盛況となった。通常の学会ではなく、選択形式の研修会をイメージしたほうが近い。会場にはアデレード大学の施設が使われたが、開会式はキャンパスの芝生の上の野外特設会場で行われ、小さな発表はそこに張られたテントや樫の木の下でも行われるというように、手作りの雰囲気があふれていた。八つの基調講演以外に、五二の発表があった。学会をはさんで二月いっぱい、発表者による一週間単位のワークショップがいくつもあるので、二、三週間滞在する参加者も多かったようである。この学会は私にとって大変刺激的であり、かつ改めて自分の臨床について考えさせられる機会となったので、すこしでも多くの人とそれを共有したく、ここに報告する。

第一日

小雨のため二〇分ほど遅れて、主催者がごく簡単な挨拶を済ませると、開会を祝し研修が実り多きものとなるようアボリジニ（オーストラリア先住民）のダンスが披露された。オーストラリアではマルチカルチュラリズム（多文化主義）の標語をいたるところで見かけるし、ナラティヴ・セラピーでも多声的アプローチを提唱しているので、このような場合、西欧中心主義的な弦楽四重奏などで幕開けをしたりしない。その後は、スタッフによって"Welcome song"が演奏された。カントリー調のこの曲は、わざわざこの学会のために作られたものらしく、ギターとハーモニカによるシンプルな伴奏で、すぐ一緒に口ずさめるほど親しみやすいメロディだった。

そして、バーブ・ウィンガードさんの基調講演が始まった。彼女は、（自分自身もアボリジニであるが）アボリジニのために保健師として二二年間働いてきた方で、子どもが三人と孫が八人いて、落ちつきの中に芯の強さをたたえた女性。彼女は、アボリジニが社会不正のために若くして死んでいくなか遺された人々の悲しみを支えるには、彼らの文化を尊重しつつ彼らを力づける仕方で思い出が語られねばならないのだと主張した。そのスピーチは、とても感動的であった（1、2）。

この後、テラスに用意されたコーヒーを家族三人で飲んでいると、沖縄時代お世話になった宮里マチ子さんがメルボルンから合流。さらに、南アフリカのヨハネスブルグから来たという心理学者ジョナサン氏から声をかけられた。一週間前から東洋人をみるたびに声をかけてきたが、ようやく会えたと言う。奥さんが日本人で、来年、日本に滞在予定なので友達になっておきたかったという。彼は今回「偉大なるアフリカ人ホームレス作家プロジェクト」という発表をするということだったが、私は別のセッションに参加するつもりだったと言うと、早速スクラップブックを広げて、自分の発表について話してくれた。世界はいろいろな出来事に満ちている！

 # 6 The politics of illness narratives: Who tells, who listens and who cares? by Kathy Weingarten (U. S. A.)

この日の午前と午後は、以前から注目していたボストンの心理学者キャシー・ワインガルテンのセッションに参加した。彼女は、自らの乳がん体験を綴った『母親の声』(3)という著作で名高いが、最近の関心は、病いを語りによって成立する活動としてとらえる研究にあるという。このような動きは、日本でも、アーサー・クラインマンの医療人類学が『病いの語り』の邦訳によって知られ、徐々に関心をもたれつつある。

キャシーはまず参加者に、共有できる範囲で結構だけれど次の質問に挙手で答えて下さいと言い、病いについて考えるという彼女のテーマへと聴衆を誘った。こんな質問である。

・子どもの時に、一カ月以上の病気にかかったことがある人は、どのくらいいますか？（同じ質問だが、一〇代の時に、大人になってからと時期を変更して）
・子どもの時に、一カ月以上病気の人と一緒に暮らしたことがある人は、どのくらいいますか？（同様の質問展開）
・子どもの時に、一カ月以上障碍者と一緒に暮らしたことがある人は、どのくらいいますか？（同様の質問展開）
・一カ月以上病気の人の主たる介護者となったことがある人は、どのくらいいますか？
・自分が病気をもっていること、あるいは介護をしていることを、家族や友人、ないし知人に話すのに困難を感じたことがある人は、どのくらいいますか？
・どのくらいしばしば人々が強さとか独立という言葉を、病いを患っている人や障碍者に結びつけると思いますか？
・自分の病いの経験において、依存とか弱さという点で葛藤を抱えたことがある人は、どのくらいいますか？

一〇〇人ほどの聴衆が挙手の数に各々反応しているのが、さざ波のように伝わってくる。さらに、彼女は以下のように質問を展開した。

・もしもその病気が皆に広く理解されているものだとしたら、そのストーリー、語り手、ないし聴衆にとって、どんな影響があるでしょうか？
・もしもその病気のイデオロギーがわかっていたら、……？
・もしもその病気がありふれたものなら、……？
・もしもその病気に治療がないとしたら、……？
・もしもその病気に治癒があるとしたら、……？
・もしもその病気にスティグマがなかったら、……？
・もしもその病気の治療が安くできるとしたら、……？
・もしもその病気の治療に隔離を必要としないなら、……？
・もしも、人種、ジェンダー、階級、エスニシティ、性的方向性という点で、特別な意味がその病いに付されていたとしたら、……？

彼女が訊ねるたびに、フロアからはさまざまな病いが例に上げられ、活発な議論が展開する。病いとは、その語られ方次第で人々がかなり異なる経験をするものだと聴衆に実感させることで、彼女は、病いの語りがいかにポリティカルなことがらであるかを主張したのである。

一方、午後のセッションで彼女は、自らの拡大家族における病いについて語りはじめた。長男のベンが七六年に生まれたが、その六週後に自分の母親が稀ながんで死去。長女のミランダが生まれたのは七九年だが、その一一カ月前に自分の父親は心筋梗塞となり複雑なバイパス手術を受けている。ミランダは生後四時間でベックウィズ・ウィードマン症候群（Beckwith-Wiedemann Syndrome, 以下 BWS）と診断されたが、この非常に稀な先天性奇形症候群が診断され得たのは、たまたま分娩に立ち会った小児科医がちょうど一年前に BWS のケースを経験していたためであった。ちなみに、BWS は小児神経学のテキストとして有名な『メンケス』にも記載があるが、一一番染色体に異常があり、多くは散発性で、巨大な舌、耳介の鋸歯状の切れ込み、臍ヘルニア、そして、片側の上下肢が大きいといった特徴がある。また、膵臓の機能異常により出生時に低血糖を起こすことが多く、その結果として精神発達遅滞となることも稀ではない。つまり、経験のある小児科医による初期治療が行われたことで、ミランダの障碍は最小限で済んだのである。話を元に戻すと、八八年にキャシーは乳がんと診断され、一年以上かけて何回もの手術、化学療法、放射線療法を受けている。しかも、同じ頃、夫の父親が前立腺がんになり母親も胃がんとなり、ふたりともが治療を続ける数カ月のあいだ、同居していたという。そして、九三年にキャシーの乳がんが再発した。しかし治癒。

このように、とても多くの「病い」に囲まれ、キャシーは多くの経験をし、病いについて深く考えるようになったようだ。たとえば、両親にとって BWS は最初の六年間が最も大変だったのに、ミランダ自身にとっては一八歳になるまでの三年間が一番困難であったという。ミランダは、がんを病む人がすごく多い家系にあっても（実際、三代の家系図にはがんの印が一〇あり、その半分が乳がん！）、誰ひとり彼女と同じBWSはおらず、その経験を共有する機会を持てずにいたのである。つまり、キャシーは、乳がんという自分の病いをもつ経験とBWSという娘の病いをもつ経験を比較検討することから、現在の研究を始めたわけである。

探求の中心は、ふたりの病いの経験の違いを理解することとその違いが家族に与えるインパクトを理解することとなり、ふたりが自分たちの状態について語るストーリーの特徴に関心が向けられるようになった。つまり、ふたりの経験の重大な違いは、どんなストーリーを各々が語るかということに直接由来することに、気づいた。そして、ストーリーの違いは、彼女の以前からの研究手法であるナラティヴ分析によって、以下のごとく行われた。

①ナラティヴの一貫性：乳がんのナラティヴは一貫しているが、BWSのナラティヴではひとつひとつの出来事の重要性もわからず、プロットは混乱しているなど一貫性に欠けている。

②ナラティヴが閉じているか否か（他の解釈が拒まれるときナラティヴが閉じているという）：乳がんのナラティヴはかなり閉じているが、BWSのナラティヴが閉じている度合いは低い。

③ナラティヴの相互依存性：乳がんのナラティヴは多くの拡大家族メンバーによって語られ相互に関連しているが、BWSのナラティヴはどんな病いのストーリーとも結びつけられない。

ちなみに、このような分析は机上の空論ではないことを示すために、それに基づく介入をみずからの家族に対して行ったことが、彼女の論文に記されていた(4)。要約すると、BWSという病いをもつ娘の家族として、一貫性があろうとなかろうと少なくとも正当性が保証されることが重要であること、ミランダのストーリーが、たとえわずかな「ローカルな」グループのあいだだけであっても、その病いの「文化的」な意味を共有してもらえるようにすること、そして、同じような境遇の人々からなるコミュニティを見つけたり聴衆を得ることで、ミランダのストーリーが他の人々のストーリーにつながりをもつようになることが、目標とされた。そこで、キャシーは、信頼の置ける友人やヘルパーのうちBWSと共に生きてきた歴史を共有してくれそうな人たちを招待して、なんらかの儀式を行うことをミランダにもちかけた。キャシーの考えた儀式を行う理由を話すと、ミランダは二つ返事で承諾したという。さらにミランダは、こんなアイデアを出した。

①参加者一二人にキャンドルを一本ずつわたし、まずはミランダが自分のに火をつける。そして、BWSと共に生きるストーリーを語りはじめる。そして、参加者はミランダの経験を理解したと思ったら、彼女から火をもらう。

②BWSによって引き起こされる感情をひとつずつ書いた三〇枚のカードを用意する。そこには、ポジティヴなものもネガティヴなものもある。さらに、綺麗な箱をふたつ用意して、それぞれをポジティヴ用、ネガティヴ用とする。ネガティヴな箱は、ネガティヴな感情に対する敬意であると同時に、それを心の外に置いておくためのスペースにもなるわけだ。そこで、参加者たちがこの儀式

に参加することで提供できそうなポジティヴな感情についてブレインストーミングを行う。「智恵」「ユーモア」「結びつき」「愛されているという気持ち」「満足感」などが上げられたという。一方、この儀式の後で、キャシーとミランダは、BWSと共に生きる歴史をもっとうまく提示できるようにしようと文書を作成した。そこには、生まれてから現在までのすべての治療内容が書き込まれた。そして、この介入の仕上げとして、ミランダは一人称で書かれた障碍者の物語とアメリカにおける障碍者の権利擁護運動の歴史について書かれた本を読みはじめた。ミランダは、このような読書は自らを自由にすることもあれば憂鬱にすることもあると記している。

この後、午後の基調講演として「家庭内暴力に対するフィリピーノ女性連盟」が、オーストラリア人の夫から虐待を受けた惨状を劇にして上演した。発表者のおおかたは、虐待され続けているフィリピーノである。オーストラリア人の九六％は白人であり、おそらくは、人種差別、性差別という二重の差別により動物的な扱いを受けていることが伺われる。“I am not your pet!”という叫びは痛ましい。

夕食後の七時から九時半まではニュージーランドのファミリー・センターによる基調講演の予定であったが、二日目に彼らのセッションに参加することにし、私たちはチャイナタウンに向かった。

第二日

八時半から「若者に聞く」という基調講演が始まった。そこでは、ベトナムからオーストラリアへ養女に来た女子大生、レズビアンの母親をもつ女の子(5)、ボランティアでアボリジニに英語を教えているビジネスマン、高校生にカミング・アウトについて話したりゲイに対する社会的偏見をなくすよう活動しているゲイ男性、児童虐待サバイバーである女性(6)、そして統合失調症の母親をもつ女子大生が、自らの経験をひとり一〇分ほどのスピーチにまとめて発表し、喝采を浴びた。特に、レズビアンの母親をもった一七歳の女の子エイミイは、開口一番 "My mom is lesbian. What's yours?" と切り出し、友達にそれを告白するかどうかいかに悩むか、自分もレズビアンになるのではないかという恐れを抱いていることなどジョークをたっぷり交えながらあっけらかんと語り、大うけであった。

九時四五分からは、校内での人種的偏見に基づくいやがらせに対する自助グループである「アンチ・ハラスメント・チーム」が、スクールカウンセラーであるアイリーン・チェッシャーとドロシア・ルイスの協力を得て、これまた劇仕立てで基調講演を行った(7、8)。この時ばかりは、なんであんなに大うけするのか理解できない自分の英語力が情けなかった。

 # 10 About the interface between the gender and the culture by Kiwi Tamasese and Flora

Tuhaka(New Zealand)

ふたりは、ニュージーランドのオークランドにあるファミリー・センターのセラピストだが、そこでは、マオイ人、サモア人、そして白人という三つの人種が入り乱れているため、スタッフのあいだでも、治療者と患者のあいだでも、人種の差による強制が働かないよう、たえずそれをチェックすることの重要性が説かれ、「ジャスト・セラピー」として実践されている。太古の女神のようなキウイは雄弁に、ジェンダーと文化とは決して切り離して考えられないと主張していた[9]。

24 Ethics, politics, and the possibility of the research by The Family Centre(New Zealand)

ここでは、ファミリー・センターのチャールズ・ウォルダーグレイブが、質的調査と量的調査は統合されてこそ説得力のある研究になるということを、住宅事情と精神保健の関係を調べた自らの経済学者との協同研究を例にあげて主張した。既に七三年に米国でおこなわれたブレンナーの古典的研究（失業率が一％あがると、精神病院の初回入院が六％増え、自殺率が四％、州立刑務所への収容が四％、殺人件数が六％増える）を例に上げ、経済と精神保健を切り離して考えるのはよくないという。「人々の政治経済的文脈に言及しないで臨床的問題を治療することで、貧困の中での幸福を人々に提供することは、人々が自分たちが問題だと同定するのを確かなものにするだけである。それでもまだ、セラピーが政治的とは言えない活動だと考える人がいるとしたら、それは驚きである」と。さらに、治療機関といえども、このような研究を介して、社会の構造的問題に対して社会正義としての意見を述べることができるのだとも言う(10)。もっともなことである。

30 Co-research: The making of an alternative knowledge by David Epston(New Zealand)

デイヴィッドの発表は、九二年の自分の面接ビデオを提示しながら、現在ならどうするだろうかというコメントを付け加えていくもの。彼は、八七年から小児病院で治療困難な重症喘息児に対する小児科医との協同作業を始めていた。ビデオに登場する当時一六歳の男の子のステロイド量は中毒レベルに達しており、小児科医は、この次(おそらく一両日中に)発作が起きれば生命を落とすだろうと評価していた。小さな町から、わざわざ飛行機でオークランドの小児病院に転送されたのは、死に対する敬意からであったという。ビデオには、木曜、金曜、翌週の月曜の計三回の面接が記録されていたが、「今なら、最初からこんなにラディカルに外在化はしないだろうね」とか、ざっくばらんなコメントは面白かった。

夕方の基調講演後は、サンドウィッチ持参で、ジュディ・スモールというフォーク歌手のキャンパス・コンサートに出かけた。出かけたといっても芝生の上にねっころがるだけのこと。一瞬、六〇年代にタイムスリップしてジョーン・バエズの歌を聴いている気がした。

二日目最後は、マイケル・ホワイトの「人生の再著述」と題されたセッション。これも七時から九時半まで。論旨は既に同名の著作(11、12)でおなじみであったけれど、彼が発表するときの数百人の聴衆との圧倒的な親密感には驚いた。

第三日

八時半に、「パワー・トウ・アワ・ジャーニー」というダルウィッチ・センターにある統合失調症の女性患者グループによる基調講演が始まった(13)。まずは、ふたりの女性が、自分たちはナラティヴ・アプローチによってグループを進めていることを発表。ふたりは、とても知的でしっかりした語り口の女性だった。メインストリームの精神医療からは「相手にされなかった」人たちとは、精神医学的には軽症であるがためにいつでも後回しにされる人たちのことなのだとわかる。ちなみに、ステージの脇には"This is an expectation Free Zone. Simplicity encouraged."という貼り紙があった。その後、スーという女性を中心に三人のグループメンバーが壇上にあがり、自分たちのグループ面接を記録したビデオを提示した(14)。彼女たちは月に一度集まっていろいろな経験を語り合うのだが、マイケルは、その時の会話を記録し、メンバーが自分たちの考えをうまく表現できるよう援助する構造になっている。ビデオの中でスーは、アフリカのある部族から贈られてきた「イマジン・ツリー」という小枝を二〇数本束ねたお守りがいかに自分にとって大切なものかということをグループのメンバーと共有していた。私は、あんなに心暖まる面接記録というものは見たことがなかった、とだけ記しておこう。発表は、グループの歌で締めくくられた。

There is power to our journey
There is hope in this room
Voices to be heard
And stories to be told

というコーラスが何度も繰り返される歌の雰囲気は、強いて言えば、ジョン・レノンの"Grow old with me"に近い。

さて、一〇時からは、デイヴィッド・エプストンの「共同研究：代わりの知のアーカイヴスをつくる」と題する基調講演(15)。これは、アンチ・アノレキシア／ブリミア・リーグという名前のグループ・ワークについてのものだが、彼が面接後に書く治療文書は、山のように貯まっているので、同じ病気を患う人たちが、すぐにアクセスできるようアーカイヴス（公文書集）という形にまとめあげていく予定だとのこと。創始者というのは、なんてエネルギーに満ち充ちているんだろう。

以上のセッションに参加した時点で、私たちはメルボルンに向けてアデレードを後にした。閉会式には二時間もあてられていたので、さぞや楽しかったのではないだろうかと少々後ろ髪を引かれる思いだった。蛇足ながら、このような完全に消費者中心の精神医療がオーストラリアのアデレードを中心に生まれてきたのは、おそらく偶然ではなかったのではないかと、エアーズロックのスーパーですれ違ったアボリジニの子どもたちのみすぼらしい、どこか怨念さえ感じられる姿を思い出しながら、そう思う。

＊本稿は、小森康永：ナラティヴ・セラピー・アンド・コミュニティ・ワーク・カンファランスに参加して、家族療法研究、16(3):220-224, 1999として発表されたものである。

〈文　献〉

1　Barb Wingard：Grief, Remember, reflect, reveal. Dulwich Centre Newsletter 3, 1996*
2　Barb Wingard：Introducing 'sugar'. Dulwich Centre Newsletter 3, 1996*
3　Kathy Weingarten：The Mother's Voice. Harcourt Brace, New York, 1994
4　Kathy Weingarten & Miranda Eve Weingarten Worthen：A narrative approach to understanding the illness experience of a mother and daughter. Families, Systems & Health, 15:41-54, 1997
5　Amy：Amy's story. Dulwich Centre Newsletter 2&3, 1995
6　Cecily：A story of survival. Dulwich Centre Journal, 2 & 3(Taking the hassle out of school and stories from younger people), 1998
7　Dorothea Lewis & Aileen Cheshire：The work of the Anti-Harrassment team of Selwyn College. Dulwich Centre Journal 2&3, 1998

8 Aileen Cheshire & Dorothea Lewis：The journey:A narrative approach to adventure-based therapy. Gecko, 3, 1997*

9 Kiwi Tamasese & Charles Waldegrave：Cultural & Gender Accountability in the'Just Therapy'Approach. Dulwich Centre Newsletter 2&3, 1994

10 Charles Waldegrave：Just Therapy. Dulwich Centre Newsletter 1(Special issue)Social Justice and Family Therapy, 1990

11 Michael White：Re-authoring Lives: interviews & essays. Dulwich Centre Publications, Adelade, 1995（小森康永・土岐篤史訳『人生の再著述』ヘルスワーク協会，2000）

12 Michael White：Saying hullo again: The incorporation of the lost relationship in the resolution of grief. Dulwich Centre Newsletter 1, 1997*

13 The Dulwich Centre Community Mental Health Project：Companions on a journey. Dulwich Centre Newsletter 1, 1997*

14 Brigitte, Sue, Mem and Veronika：Power to our journeys. AFTA Newsletter, summer 1996 edition(also in Dulwich Centre Newsletter 1, 1997）*

15 David Epston：'Catching up' with David Epston: A collection of narrative practice-based papers published between 1991 and 1996. Dulwich Centre Publications, Adelaide, 1996（小森康永監訳『ナラティヴ・セラピーの冒険』創元社，2005）

*Cheryl White & David Denborough：Introducing Narrative Therapy: a collection of practice-based writings. Dulwich Centre Publications, Adelaide, 1998（小森康永監訳『ナラティヴ・セラピーの実践』金剛出版　2000）に再録。

付録2　香港、二〇〇五年夏
ナラティヴ・セラピー&コミュニティワーク国際学会報告

5 July(Tue.) Nagoya/Hong Kong, Cathy Pacific Airways CX533

第一印象、暑い。香港国際空港から市内までは、はじめどこか沖縄国際空港からの光景に似ているが、瀬戸大橋ほどの長い橋を渡ったあとに林立する超高層マンションによって、香港を実感する。学会を主催するHong Kong Baptist Universityまでは、タクシーで三〇分。一休みする間もなく、進行係をしてくれる奥村朱矢さん（注1）と初顔合わせ。ざっくばらんな元気な女性である。四時に中国医学ビルでのウェルカムイベントに家族で参加。美味しい飲茶を頂き、階上にある中国医学センター・ツアーへ。漢方薬の材料が所狭しと並んでいる。高麗人参でできた'Longevity Man'（長寿男？）は圧巻で、死の心理教育に使えそう！『ナラティヴ・セラピーって何？』の共訳者である上田牧子さんもマイケルのセミナーを終えて、合流。初対面なのにどこか懐かしい。そして、九龍塞城公園までのウォーキングツアー。これがまた暑いけれど、ツアコンの先生の説明は実に念入り。日本軍によって破壊された九龍地区での人々の様子が語られたときには、さすがに神妙な心持ちになった。英国との関係が良好であっただけに、日本軍支配の無軌道さが余計際立つ。

第一日

中国語で表記すると「第七回叙事治療興社群実践国際会議」となる第七回大会。まずは、大会の実り多き成果を祈願して、香港の獅子舞が披露される。にぎやかな鳴りものに合わせて、幕が上がる。オープニングは、香港の Ip Kim Ching による『歴史と文化を讃えよう：香港旧世代のストーリー：歴史、家族、文化』。さもなくば語られずじまい聞かれずじまいに終わったであろう老人たちのサバイバルストーリーを丹念にビデオに編集した仕事。当然、第二次世界大戦時の日本軍占領下での飢えや死も語られる。中国系カナダ移民第二世代の Angel Yuen と"Just Therapy"で有名なニュージーランドの Kiwi Tamasese がリフレクション。キーワードは、"Honour, heritage, gratitude"であると。

午後は、オーストラリアの Sue Mann と香港の Dalphine Yau による基調講演『虐待に関する女性たちのストーリーに応えて』でスタート。この講演で、特にダルフィンは、若い女性たちへのセラピーでの挑戦について詳しく話した。まず、虐待の影響を考える。彼女たちを病理化せず、トラウマの二次被害を与えることなく、敬意を払いながら、いかに希望的に応えていけるか。次に、語りの影響を考える。話の内容、そして、その内容がもたらす若い女性たちへの効果を考えるということ。特に、虐待を受ける前に、既にその女性たちが好感的でない自己物語にとらわれていた場合、他人に話すことが大変困難であるということを、必ず念頭に置かなくてはならないと。さらに、虐待の詳細な影響に注意を払うことの重要性。彼女たちの非難や責任を内在化させないように、広く社会文化の問題として見る方法の探求が語られた。

#2 Talking about grief & loss: different perspectives by Lorraine Hedtke(USA), Ron Nasim(Israel), Yean Wun(Singapore), Marilyn Mah-Lim(Australia)

ロレインは、現在、カリフォルニアで死の臨床に専心する女性。予定通り、彼女の著作『人生のリ・メンバリング』の翻訳を手みやげに、初対面。彼女の進行の下、三人のカウンセラーが発表。まずは、イスラエルのロン君。一三年前に自分が一六歳で父親を亡くしていることから語り始め、児童期に親を亡くした現在二〇代の若者八名を対象とした研究を発表。どのようにしてその絆は維持され、変容していくのか、そして亡き親のライフストーリーを明らかにすることによってその関係性はいかに形作られるのかという疑問が、主題である。その多様性があきらかにされたことは言うまでもない。シンガポールのイェンさんは、スリランカでの津波の被害者援助について講演。木と動物しか写っていない津波直後の海岸の写真を背景にして、こう語ったのはとても印象的だった。「死よ、私はあなたの何を知っているのだろう？　あなたは痛みなのか？　悲嘆なのか？　喪失なのか？

取り消せないものなのか？　最後的なものなのか？　取り返しのつかないものなのか？」彼女のように考えれば、死であれ、外在化できるではないか！　これは、学会参加の最大の収穫だったと思う。最後に、オーストラリアのマリリンさんはジャズをメタファーにした会話について語り始め、陰陽パターンで知ることと知らないことをイメージすることを推奨した。

#7 Understandings of identity and how these shape therapeutic practice by Maggie Carey

『ナラティヴ・セラピー　みんなのQ&A』の著者のひとり、マギーのワークショップ。「アイデンティティ」なる代物をいかに解明するのかというエクササイズ（注2）が提供された。一緒にエクササイズしてくれた臨床心理士の香港女性は、大学の勉強でプレッシャーを感じていた時に義姉によって何度もじっくり話を聞いてもらった経験から自らの仕事における忍耐という持ち味を自覚し、それが、ロジャーズのunconditional acceptanceやキリスト教徒としての「信、望、愛」というもっと大きな基本原理に結びついていることを明らかにしていった。マギーによると、アイデンティティは、取り組み／基本原理／希望、夢／価値観、信念／意図、目的の順に上から下へ五層をなす三角として捉えるのがよいという。ホワイトの『ナラティヴ・セラピーとフォークサイコロジー』を理解する上で実に役立った。

#8 Deconstruction and narrative possibilities in conversations about intimate partner

violence by Art Fisher（CANADA）

アートの数人の男性たちとのグループ実践では，ホワイトボードを面接室に持ち込み，参加者と共に実際，視覚に訴えるマップを作り上げ，権力・支配力の作用，ないし言説を明確にするという。男性性というトレーニングにより，それ以外の声がこれまでにいかに奪われてしまったかを記録文書やビデオに記録する。それ以外の声とは，愛と公平性なのだと。

夕方，六時からは，香港の Marcus Chiu が『メンタルヘルス：希望のストーリー，家族を繋ぐ』を基調講演。そして，同じく香港の Lit Siu Wai & The Clubhouse が『ノー・モア・ネガティヴ：ナラティヴなグループワーク』と続いた。夜は，カンファランス・ディナーに家族で参加。賑やかなパーティーであった。

第二日

午前の基調講演は，香港の Andy Sham Sau-sing と Angela Tsun On-kee による『大家族とのナラティヴ・セラピー』香港のチョウ・ファミリーの話。大家族がどのように仲良くつながっていけるかという，心動かされ心温まる講演。ジェニー婆さんが，どのように，子どもたちを育て上げ，さらに，孫たちと関わって来たかという，愛の顕彰である。そこでは，歌，ビデオ，ニューズレター，ウェブサイトなどの手法が盛りだくさんであった。

午後の部は、ロレインの『人生のリ・メンバリング：死と死にゆく人のストーリー』という基調講演でスタート。同名の著作のわかりやすい紹介となっていた。

#14 Stories about narrative practice in Palestinian Territories by Sue Mitchell and Shona Russell (Australia)

スーは、ガザ地区の人々と、どのように希望をつなぎ留めておくかという戦略話をした。彼女は、消し去る事のできない恐怖があるのは、どうしようも無い事実だが、その恐怖のみが人生を操っているわけではない、それ以外の人生・生活があることをナラティヴ実践により再確認した。彼女は、ナラティヴ実践をカウンセラー間でのデブリーフィングのプロセスにも利用した。「何が、つらい時のあなたを支えているの？」、「何が、あなたを動かしているの？」という質問によって、疲れきって帰ってきたカウンセラー達と支え合ったという。ショーナは、当地におけるリ・メンバリング実践の利用について共有してくれた。他国の者、異文化人が、介入する場合、現地文化の喪失に人々がどのように対応しているか注意を払うことの大切さを教えられた。そして、その文化ならではの遺失への対応、その地区の人々が既に持っている技術や知識を先ず話し合い、その方法が、尊重され、重んじられる必要があると強調した。

#15 Addressing anorexia nervosa through the use of narrative practices by Geir Lundby(Norway)

ギアさんの発表は、一七歳の摂食障害の女性との半年間にわたる治療を主に、彼女への手紙で再現する地味なものであったが、その堅実な治療に、会場からは暖かい拍手が起こっていた。

私は五時にキャンパス内のホテルに取って帰し、家族三人で浴衣に着替え、いざ、カンファランス・コンサートに出場。これは発表者が各自、お国の風景スライドをバックにして何か歌うという趣向。まずは、五十人ほどの香港の人たちが歌謡曲をいくつか合唱。次は、イギリス。三人でバラッドを酔っぱらいのように歌い盛り上げる。そして、カナダからの男性がミュージカルソングを独唱。アフリカは、ジンバブエのマーシーさんが〝ゴッド・ブレス・アフリカ〟をゴスペル調に熱唱。次に、ニュージーランドからは、マオリ族の歌が披露され、皆で合唱。六番目に日本。小森家が『かわさき』を踊る。「これは、四百年ほど前に江戸へ直訴に出かけた百姓たちを見送る別れの歌です。毎年、夏になるとあちこちで踊られます。私の祖母の祖父は、その土地の漢方医でした」手拍子にのり、気持ちよく踊ったが、途中で止めると、「おや?」という反応。「ここでやめないと、一晩中踊らないといけないんですよ」と言うと、大爆笑。さて、ノルウェーは、トランスジェンダーの詩人が自作を披露。台湾の女性は、ダンスを踊り、デンマークは、三人で合唱後、移民のバイオリン弾きが民謡を独奏。父親に捧げられた。「父はプロの音楽家でしたが、私はアマチュアです。つまりプロほどうまくないわけですから、「心で弾きます」そしてアメリカの人たちが、六十年代のプロテストソングを合唱。アメリカで働いている上田・奥村コンビはここで、『ふるさと』を歌った。そして最後は、オーストラリア。第二の国歌『ワルチング・マチルダ』を大合唱したが、カンガルーがひじをついてね転がっているスライドがやたら可笑しかった。これで大団円。合計一一カ国の歌が持ち寄られたわけだが、オリンピックの閉会式なんかより、うんとよかったね。

第三日

昨晩の英国同時多発テロの犠牲者に対し、全員で黙祷を捧げた後、カナダ移民女性の基調講演で開始。

#22 Using video as a therapeutic document by Alice Morgan(Australia)

『ナラティヴ・セラピーって何?』の著者アリスによる、シンプルなプレゼン。家庭内暴力を体験した女性や子どものキャンプをビデオに撮り、編集の際に、彼女と同僚のマギーとの電話での会話によるコメントが挿入されるところがミソ。ビデオを観た家族が、何年も見たことのない子どもの笑顔に驚くところなど、愛知県立城山病院のヤンググループのキャンプビデオと瓜二つ。

#30 Mental health: a) Narrative approach to psycho-education by Yasunaga Komori(Japan)

b) Teaching narrative ideas in social-psychiatric institution by Mats Widell(Denmark)

ようやく、ミスター・スキゾ、デビュー。直前に「叙事治療的家族心理教育於精神分裂病治療：抵抗　分裂先生」とパワーポイントに入力すると、フロアからは理解可能のお墨付きが。三〇分は短く慌ただしい発表であったが、反応は上々。予防医学における外在化応用を論じた『シュガーの紹介』と『悲しみ』の著者バーバラ・ウィンガードさんから大いに励まされた。一方、ワイデルさんは精神科看護師の指導者で、“Ten Phonebook revolution”という試みを発表。精神科入所施設におけるネガティヴな分厚いカルテを皮肉り、オルタナティヴ・ストーリーに満ちたノートを他に九冊残そうじゃないかというもの。

ランチの後は、いよいよ学会を締めくくる最後の講演。マイケルの“What people are in conflict: Skills of collaboration in narrative conversations with children, young people and their families.”問題を外在化することによって、問題の定義が広く捉えられ、問題による影響や問題の体験を表現することができるようになる。「アグロ（乱暴者）」と名づけられた問題について、ビデオをみる。アグロの家族への影響を探っていく過程で、子どもの生活技術に対する知識や、それに対する親の貢献が、あきらかにされる。親の話を聞く際は、子どもに対する「文句」ではなく、親自身の「心配事」として焦点を当てる。親の心配事について子どもにも共通の理解があれば、そのまま会話が続けられるが、もしも子どもが親の心配事を共有していなければ、ふたつの選択がある。そのひとつは、①心配しない理由、②親の心配事を減らすための子どもの知識と技術、③この知識と技術による行動、といった会話を子どもに向ける。もうひとつは、①親との関係における心配事の影響、②心配事による悪影響、③悪影響のいやな点、④悪影響がいやな理由、⑤親の心配事を減らすために残された選択などに会話を向ける。問題に対して親子が同意しないことはよくあることだが、親の心配は子どもにも否定できない。そこを糸口として、子どもの知識や技術を引き出し、さらに子どもの知識や技術に対する親の貢献を追求していくのには、感銘を受けた。

＊本稿は、小森康永：7th International Narrative Therapy & Community Work Conference に参加して、家族療法研究、22(3): 273-276, 2005 として発表されたものである。

注1　奥村さんは、サンフランシスコ在住のソーシャルワーカーでダルウィッチ・センターのインターナショナル・トレーニングコースのメンバーでもある。本稿のマイケルの講演報告は、上田牧子さん、7／6午後#8、7／7午前#14についての報告は、奥村さんに依頼したものである。

注2　アイデンティティを意図として考える（マギー・ケアリーによる二人でのエクササイズ）
あなたが自分の仕事に持ち込んでいると感じている、個性／力強さ／持ち味というものについて考えてみて下さい。共有できるものだけで構いません。
あなたの相手に、それがどんな特質なのか説明してみてください。また、それがあなたにとってどんな意味をもつのかもあなた自身の言葉で話してみてください。

以下の質問を使って，あなたの個性について「解明」していきましょう。

①最近あなたがその特質をなんらかの方法で使った時のことを例にあげてくれませんか？　それがいつ起こったのか，誰とのあいだで起きたのか，あなたはどこにいたのかなど詳しく教えてください。

②あなたは仕事においてその特質をどのように使っていきたいのだと思いますか？　たとえば，どんな目的を持っているのでしょう？

③もしも私があなたのところへ患者としてやって来たならば，そのような目的ないし意図は，あなたのしていることのどんな点から気づくことができるでしょう？　もしも私が壁のハエだとしたら，あなたがそういう意図ないし目的を持っていることは，どんなささいなことから分かるでしょう？

④患者さんとの関係において，そのような意図ないし目的を持っていることは，あなたにどんな影響を及ぼしますか？

⑤そのような意図があなたにとってなぜ大切なのか教えてもらえますか？　それは，あなたが人生において大切だと考えている価値観ないし信念とどのように関連しているのでしょう？

⑥そのような価値観や信念について考えるとき，どんな希望がそれに結びついていると思いますか？　そのような価値観や信念を持って仕事をすることで，あなたは何を希望しているのでしょう？

⑦そのような希望は，あなた自身の人生を導く「もっと大きな」基本原理ないし信念とどのように結びついていると思いますか？

⑧あなたが（毎日なにげなく）していることで，そのような基本原理にフィットしていると思えるようなことは，他に思い浮かびますか？

⑨そのような基本原理があなたの身近にあるとき，あなたは人生のどんなことを支持しているのでしょう？

⑩こういったことについて話すことは，どんな感じでしたか？　さもなくば忘れられていたであろう，何か大切なことにあなたは触れることができたでしょうか？

付録3　クリスチャンサン、二〇〇七年春
ナラティヴ・セラピー&コミュニティーワーク国際学会報告

19 June(Tue.)Copenhagen/Kristiansand, Scandinavian Airway System, SK2882

第八回大会は、コペンハーゲン（注1）から飛行機で一時間、ノルウェイのクリスチャンサンという人口七万の小さな港町で開催された。市街は一キロ四方の岬として北海に突き出ているので、地形的には、『魔女の宅急便』の街のモデルとなったであろうドブロブニクに似ている。

学会前日夕方に、レセプション会場であるクリスチャンホルム要塞に遅れてかけつけると、受付は長蛇の列で、研修前日にふさわしい熱気に包まれていた。シェリル・ホワイトに連れられてワイン片手に二階に上がっていくと、開会式コーラスの練習が始まっていて、私にも参加しろという。東洋人がひとりくらいいないと多様性の看板に偽りありだからねと参加。“Welcome on to Norway, Welcome on to Kristiansand, Welcome on to Conference”歌詞だけだと身も蓋もないが、

なかなかデイヴィッド・デンボロウ君のメロディは耳に残る。

第一日

会場は旧市街から歩いて三〇分ほどの Agder University College のキャンパス。初日はホテルからウォーキングツアーが出るので，それに参加。スウェーデン女性とお互いの国のことなど話しながら歩いていると，あっという間に到着。開会式はなんと体育館で，この学会の手作り感覚がよく出ている。まずは恒例，開催地の土着の人々からのメッセージとして，サーメの人々が壇上に立つ。ビデオに映し出された，荒涼とした土地に立つ老婆の姿が，この地の厳しさを想像させる。

続く基調講演は，ヌカゼロ・ヌキュベさんの「人生の木：傷つきやすい子どもたちとの仕事」(1)。彼女はヨハネスブルグの REPSSI (the Regional Educational Psycho-Social Support Initiative) という団体に属し，東南アフリカ一三カ国において，HIV/AIDS による貧困や葛藤に影響されている子どもたちへの心理社会的ケアを行っている。マイケル・ホワイトの『子どもたちとのナラティヴ・セラピー』でも紹介されている仕事である。

ヌカゼロさんは，ジンバブエにあるキリスト教団体，メシア・キャンプで「人生の木」を始めたのだが，そこには，さまざまなトラウマを経験した六歳から一七歳までの子どもたちが常時五〇人ほど一〇日間のプログラムのために国内外から紹介されてきているという。子どもたちがトラウマによる二次被害を受けないことが最優先されており、治療的前提は、子どもたちが自らの人生の困難にどう対処してきたかという第二のストーリーが語られてこそ、困難そのものについて語れる安全なアイデンティティ領域が確保されるというものである。一方、「人生の木」自体は、自分の人生を木で表現する絵画療法である。「バウムテスト」とは異なり、木のパーツで何を表現するかを前もって子どもたちに伝えた上で絵を描いてもらう。パーツの説明は以下の通りで、描画の過程において第二のストーリーが生まれることが期待されている。

木の根：重要な先祖、家族の起源や歴史
地面：子どもたちが現在暮らしている場所、および毎日の活動。
木の幹：人生を形作っている重要な出来事。ここにはポジティヴな出来事と、困難ないしつらい思い出を喚起する出来事の両方が含まれる。
木の枝：進めたい人生の方向性に関する子どもたちの考え、アイデア、そして願い。
木の葉：本人にとって大切な人々ないし重要な人間関係。落ち葉は、故人を表す。
実：子どもたちの達成。彼らが誇りに思うこと。
虫：日々の生活で直面する問題と挑戦。

これがさらに、ソヴェトにあるジャバヴ・クリニックにおける、悲嘆を経験している子どもたちのグループワークにおいて、以下の四部構成ワークへと発展していった。

一　人生の木
二　人生の森
三　嵐がやってくるとき
四　表彰状と歌

前二部の目的は、子どもたちが喪失の物語から距離を置き、スキルや能力、希望や夢、そして本人の歴史を含む「第二のストーリー」を打ち立ててそれを認証することだという。具体的には、まずヌカゼロさんが、木についての一般的な話から始め、木のうたを歌ったあとで、先のメタファーを説明する。彼女が自分自身の「人生の木」について語ると、子どもたちは自分の木も描く気満々になるという。描画後、絵を壁に貼り、その絵について自ら説明をしてくれるよう子どもたちに頼むのだが、適宜、「どうやって、その希望や夢を手放さずにいられたの？」とか「家族の誰かがそのことを知ってる？」といった質問をはさむそうだ。そして他の子どもたちには、何かポジティヴなコメントをそこに書き込むよう勧める。全員の木が壁に貼られたさまは、まさに「人生の森」だという。

第三部に入ってようやく、子どもたちが経験している困難（嵐）について話す空間が創造される。トラウマによる二次被害がもたらされないことが重要視され、ここでも木のメタファーが利用される。「太い根があって美しい葉が茂り実のなる木は、ぜったい安全かしら?」ノー!「私たちの人生を木にたとえてきたけれど、木や森と同じように、私たちも危険や困難に直面することはある?」イエス! ようやく、子どもたちの人生に対する被害が語られる。「そんなことが起こったのは、子どものせい?」ノー! 「問題が起こったときに子どもたちは何をするのかな?やれることはある? もしもあるのなら、どんなことをするのか、是非訊きたいわ」 子どもたちはいくつかのグループに分かれて、次の三つの問いについて議論する。「人生に嵐はつきものか?」「人生の嵐が去るときはあるか?」「嵐が過ぎたら、私たちは何をするのか?」 その後の全体の議論では、嵐は来たり去ったりするものだと同意される。彼女はさらに、彼らを幸せにしてくれたりサポートしてくれる人たちについて話すよう勧めたり、子どもたち自身がそういう人々の幸福にどのように貢献しているのかと問う。

第四部では、このプログラムの修了証書が手渡されるのだが、そこには、その日のワークのあいだに語られた各自の希望や夢、スキル、それに特別な人たちの貢献が記される。また、養育者をこのワークに巻き込むために、養育者への手紙を書くよう勧められる。そこには、家族生活において自分が価値を置くものについて子どもたちが語ることが期待されている。

#3 Responding to grief, death & dying

3A Narrative therapy for Chinese advanced caner patients: Talking and writing about death and loss, Kitty Wu (Hong Kong)
3B The use of outsider witness practices with those who have cancer and their relatives: Anne Dorte Normann & Bo Snedker Boman (Denmark)
3C 'Dancing with Mr. D': A narrative approach to talking about death with staff in a cancer center, Yasunaga Komori (Japan)

ここでは、香港とデンマーク、そして日本における緩和ケア実践についての発表が、『人生のリ・メンバリング』のロレインを司会者に迎え、五〇名ほどの聴衆と共に議論された。キティさんは、胃がんで亡くなろうとしている男性とのリ・メンバリング実践をビデオも交えて報告し、かつ二〇数例の同様のケースを精神腫瘍学的手法でまとめた。若い女性が、このような丁寧でかつしっかりしたオリエンテーションの仕事を発表されるのには、本当に頼もしい思いがした。一方、ボーくんは、四月に日本への新婚旅行の際、愛知県がんセンターにも見学に来た臨床心理士で、同僚のアンヌ看護師と共に、病棟の四分の一を占める緩和ケアベッドでの実践を報告。また、友人の臨床心理士が出版した、親を亡くした子どものためのワークブックをキティさんと私にプレゼントしてくれた。私の発表は、看護師との勉強会に使った教材『ダンシング・ウィズ・Mr. D』の上演が中心で、面白く観てもらい関心も持たれた。こういった勉強会を持つこと自体がとても大切だよねというフィードバックがいくつかあった。その後、ボーくん、アンヌさんと芝生の上で北欧の柔らかい日

付録3

差しを浴びて、供給されたパスタランチを食べながら再会を祝っていると、同じくデンマークの児童精神科医が合流。この人、パティ・スミスみたいで滅茶苦茶かっこよかった！　アノレキシアなどの情緒障害の子どもたちを相手にバリバリ仕事をしている感じがぷんぷんしていた。

 # Experience Consultants: How the perspectives of those who have experienced mental health difficulties are changing the mental health field. Ellen Walnuml, et al.

ここでは、当事者による精神医療についての考察が語られた。このカンファランスは、必ず当事者の語りを盛り込むのが、ひとつの大きな特徴。

第二日

 # 16/24 What is a good question?, David Epston (New Zealand)

これは、近年稀にみる実にエキサイティングな丸一日のワークショップだった。まず演題の「良い質問って何？」についてデイヴィッドが面白可笑しく蘊蓄を披露する。職人と芸術家との対比や、詩人がいかにして詩を書くのかを考えることで寄与することはないのかと(注2)。(彼の属する)ユダヤの伝統は「すべてのものごとは問いの後で変わる」であること。そして、自らの臨床経験。ある日、三〇代の女性から電話があり、私は昔あなたに診てもらった患者だけど（一九七九年のことで、当時、彼女はまだ幼児だったという)、今、また困っているので、私に質問をしてほしいのだと。それで、デイヴィッドが「どんな?」と訊ねると、「それが問題なのよ!」つまり、何か質問されたことがきっかけで事態が改善したことだけは分かっているのだが、その質問自体を忘れてしまったというオチ。もちろん、どんな問題でも解決できる質問があるというその女性の素朴な思い込みをやさしく包んでいる。良い質問とは、以下のように定義された。

一　私の好奇心と相手の好奇心を駆り立てるもの
二　私の領域を越えているものの、私の手の届く範囲にあるもの
三　私を捉えて、離さず、私も放ってはおけないもの
四　(バスが走っていないような)未知の領域を扱っているもの

そして、もうひとつのテーマ、「どんな質問の流れが、新奇でそれまで考えられもしなかったことを導くのか?」に進む。では、これをどうやってワークショップでやるかということになるのだが、これまでの経験から分かっているのは、自分の面接ビデオを提示すると聴衆は黙り込み、完全に一方的な教授になってしまうということ。そこで、ライブ面接をすることと、これまでに既に「片のついた」問題を取り扱うことで、インタビューを質問のたびに一時停止させられる状況を作ろうと思いついたという。そうすれば、デイヴィッドが質問した時点で、彼の頭の中にある考えを聴衆

に提示し、それについて質問も受けられるというわけだ。ことばの選択理由さえも伝えられるという。聴衆に課せられた考えるべき課題は、以下の二つ。

①デイヴィッドの質問と、自分ならばそこで問うであろう質問との違いは何か？

②①の結論に基づいて、質問の仕方を学ぶために何がしたいのか？

さて、三七歳のスウェーデン人男性がボランティアとして壇上にあがる。彼はまず「あなたが過去に抱えた問題のうちで、解消したか克服したことによって、ほんのわずかであれ誇りに思うようなことはありますか？」と問われた。彼は「はい」と答える（ちなみに、このあとデイヴィッドの質問のほとんどは、相手によって肯定されていく）。次の質問「もしもその問題があなたの人生を決定付けたとしたら、あなたはどうなったと思いますか？」男性は「辛辣な人間になったのではないかと思います」と答える。そしてデイヴィッドは「もしも問題があなたの人生を決定付けたとしたら、あなたが辛辣な人間になっていたことは充分に予測できるにしろ、あなたがはじめて、辛辣な人間以外の者に自分がなっていることに気づいた時は、喜びを感じましたか？」と問う。もちろん、これは外在化だと説明する。「辛辣な人間」を解明していこうというわけだ。さらに以下のように続く。

D：振り返ってみて、一番最初に喜びを感じたのは、だいたいいつ頃でしたか？

スウェーデン人男性（以下S）：あれは二〇の頃でした。だから一七年ほど前のことです。
D：あなたは、二〇歳の頃、毎日の生活の中で自分にとって大切なものについて、よく考えていましたか？
S：ええ。
D：何度も頭の中に浮かぶ大切なことが、何かありましたか？
S：ええ。
D：もしかして、それについて話して頂けますか？
S：いいですよ。
D：それは、親子関係に関することですか？　もしかして葛藤とか和解、あるいはアダルトチルドレン、ないしは私には想像もできないようなことでしょうか？
S：そんなところです。
D：何か適当なことばが思い浮かびますか？
S：いいえ。
D：両親についての話は、友だちとの会話において、ありふれた話題でしたか？
S：ええ。
D：父と息子との親密さについて友だちと話したときに紹介した典型的エピソードを教えてくれませんか？　そうすれば、このことが僕にも理解できるからね。

S：それは、ドイツのピザ屋でのことでした。
D：そこで、ピザにベーコンエッグとコーヒーで父と息子の会話が始まったことは、容易に想像がつくけど、もっといい会話ができそうな食べ物って思いつくことができる？
S：さあ、どうでしょう。
D：妹かお姉さんはいますか？
S：ええ。
D：ところで、偶然にね、その時のあなたの年齢の娘と母親の会話というのを聞いたことはありますか？　たとえば、あなたの妹とお母さんのあいだとか。
S：ええ。
D：それは、どんな感じの会話でしたか？　それは、ピザを囲んでなされる父と息子とのあいだの会話とはどう違うんだろうね？
S：妹たちは、家のキッチンで随分くつろいで話していましたね。
D：たとえば運悪くお母さんが病気になって、あなたと父親が母親の傍にいて、家事全般を引き受けることになったとしたら、そこでの会話は、ピザ屋での会話とは違っただろうか？
S：違ったでしょうね。
D：あなたの友だちのうち、違った場所で父と息子の会話をした人とか、違った話し方をする人は、いましたか？

S：いましたね。
D：自分のまわりを見渡してみてね、あなたの人生について知っている父と息子はたくさんいるだろうけど、そのうちで、あなたの目を引いたり興味が湧くような関係は思い浮かびますか？
S：ええ。あるバーのオーナーで、古本も商っていた人です。
D：その友だちは、父親の接客について、何か面白いことを言わなかったかな？
S：それを聞いたというより、実際に見ました、そういう場面を。
D：あなたが実際に歓迎されたの？
S：そんな感じでしたね。
D：あなたがバーのドアを押し開けたところを思い出せますか？
S：ええ。
D：友だちの父さんは、あなたが来ることを知っていた？
S：いいえ。
D：あなたは緊張していた？
S：ええ、すこし。
D：店に入る時には、どんなことを予想してたの？
S：すごく忙しいんだろうなって。
D：もしかして彼はあなたをひとかどの人間として扱うような話し方をしたのではないですか？

S：そうですね。心から興味をもってもらっているような。

D：あなたは、自分でも知らないうちに彼の弟子になっていたと考えることはできますか？

S：ええ。

D：あなたは、彼が意識しないであなたを弟子にしていたと思いますか、それとも、あなたとの会話において何か意図するところがあったと思いますか？　彼の意図は、なんだったのでしょうね。

S：さあ。

D：もしも彼があなたの人生においてこんなにも重要な役割を果たしていたことを知ったとしたら、それは喜びでしょうか？

S：そうでしょうね。

D：もしも彼のあなたとの関係が、あなたの息子さんたち（実際にはS氏には娘がふたりいることが判明し、娘さんたちと改訂されるが）との関係において生き続けていることを彼が知ったなら、彼がどんなふうに反応するか想像することはできますか？

S：難しいですね。

D：では、こんなふうに想像してみましょう。あなたの二人の娘さんたちが三〇近くになっているとしましょう。あなたの五〇歳の誕生日も近づき、驚くことでもありませんが、娘さんたちは、あなたのことを考えています。長女のマリアは、次女のジョセフィーヌに電話をします。「ねえ、お父さんの誕生日にあたって何か感慨はある？」 ジョセフィーヌは「あるわよ」と答える。マリアが「それは特別なこと？」と問う。ジョセフィーヌが言うには「父さんほどよい父親は、そんなにはいないから、どうしてそうなんだろうって、ずっと思っていたの」マリアも賛同「私もよ」 ジョセフィーヌが「それについて何か考えることある？」と問うと、マリアはこう答える。「ええ、名前は知らないけど、あるバーテンの話をしていたのを思い出したの。あなたは？」 ジョセフィーヌはそれを思い出して笑い、答える。「オードっていうのよ。ところで、そのパブがまだあそこにあるか調べてみない？」マリアが続ける。「とってもいいアイデアね。もしもパブがまだあったら、心配しなくていいからってお父さんを口説いて、目隠ししてパブへ連れて行くのは、どうかしら。そして、お父さんに、オードとの思い出を語ってもらうのよ！」 さて、もしも娘さんたちが、これを実現したとしたら、あなたは、父親になるために学んだこととして、ふたりに何を語ると思いますか？（注3）

以上、逐語で構成してみたが、録音したわけではないので、不正確な部分も多々あることをお断りしておく。これが、昼休みをはさんで三時間近くにわたり、質問のたびに一時停止を何度も繰り返され、デイヴィッドの質問意図とその根拠があきらかにされた企画であることを想像しながら、読んで頂けるとありがたい。外在化、行為の風景およびアイデンティティの風景に関する質問、そしてリ・メンバリングする会話と続く、ワクワクさせる面接だった。通常、これは三日間にわたって続けられるというのも驚きである。ちなみに、この日の昼食では、向かいに座った、ノルウェイの多発性硬化症センターで働く女性たちと話した。緯度が高くなるほどMSの発生率は上がるそうで、ノルウェイではセンターがあるほど重要な問題なのだ。

The significance of the 'absent but implicit' in responding to those who have experienced trauma (Michael White)

二日目の最後は、マイケルの恒例の基調講演。その前に、先日亡くなったノルウェイの偉大な家族療法家、精神科医であるトム・アンデルセンへの追悼が行われた（注4）。続いて、デイヴィッドがマイケルの新刊（3）について歓迎の意を熱っぽく語る。マイケルは、成人した子どもと親との葛藤を扱う治療をビデオで提示しながら淡々と解説した。以前にも増して哲学者のような語り口になってきた彼は、この先、どこへ進んでいくのだろう？　一年以内に論文にまとめるそうだから、そのときにまた紹介できればと思う（注5）。

その後、恒例の国際ご当地ソング自慢大会。まずはアイルランド。ギター一本で数人のフォークソングはまるでPPM。ギリシアはデュエット。今回、初参加のロシアは、ナラティヴの指導に同国にやってきてくれたセラピストに感謝の意を表したいと感謝状授与式も兼ねる。続いて、オーストラリア、イラン、カナダ、そして日本。また唯一の参加者である我が家は、『いも、にんじん』という自分たちも人前で一度も歌ったことのないローカルなわらべ歌を披露。会場の手拍子に乗る。

そしてスウェーデン、イスラエル、デンマーク、英国、アメリカ、ニュージーランドと続き、主催国ノルウェイにて大団円。

第三日

午前中は、トム・アンデルセンの死を悼んで、彼が海岸を愛犬と散歩中に倒れたHöllenという港に出かけた。クリスチャンサンから乗合バスで二五分。そのあたりの物資輸送も兼ねた遊覧ボートに乗るが、生憎の曇り空、帰港と同時に雨が降り出す。学会会場に戻り、香港の人たちと一緒にランチをとる。

#45 Talking with children about grief, Lorraine Hedtke(USA)

ロレインは今回、遺族としての子どものケアについてのワークショップをした。彼女と娘のアディは『おばあちゃんはいつもいっしょ』(4)という絵本を出版していて、それを教育でも使うと聞いていたので、どんな利用をするのかと興味をもって参加。

彼女は、アメリカでも、死にまつわることがらから子どもを排除する傾向が強いこと、（遺族としての子どもにはワークブックなどもたくさん出版されているものの）戻ってこない故人を然るべき時間内に忘れることの重要性が強調され過ぎていることが問題だと言う。そして、故人を忘れないことがいかに豊かなことであるかを、娘の体験から作られた絵本の一部を朗読させることで、提示した。ちなみに、娘のアディは、生まれる前に祖母が亡くなっているので、実際に面識はない。しかし、祖母は、家族の中で語り継がれることで、孫の中で生き続けているわけである。たとえば、アディがはじめて人前でピアノを弾いた場面は、こう記されている（p.16）。「わたしのはじめてのリサイタルは、おばあちゃんのピアノでしました。みんなの前で弾くとき、まるで、おばあちゃんが私に指使いを教えてくれているみたいでした。もしもおばあちゃんがそこにいてくれたら、わたしが自作の曲を弾き終えたとき、一番大きな拍手をしてくれたことでしょう」

さて、以上のイントロに続いて、以下のレジメが詳細に説明された。ホスピスをベースにした彼女の活動では、今、グループワークが最も特徴的で大きなものになっているという。

愛する人を亡くした子どもたちへの援助における留意点

1　死に直面し悲嘆を抱えている子どもたちには、大人と同様のリソースが必要です。
2　子どもたちは、愛する人が何らかの形でそばに居続けていることを知って、慰めを見出すべきです。
3　子どもたちに、現実をしこたま見せつける必要はないですし、関係性の人工的終わりが必要なわけでもありません。
4　子どもたちは、変化の時期に、安全と安定の場所が必要です。

5　子どもたちは、やりたくもないことをさせられたり、言いたくないことを無理に言わせられてはいけません。
6　子どもたちは、情緒的文脈に反応し、周りの大人たちの信号を読み取ります。
7　子どもたちは、故人との関係に即した形で、故人との結びつきを維持する方法を見出す必要があります。
8　子どもたちは、恐れやストーリーを誰かに聴いてもらい認証されるべきです。
9　子どもたちは、故人との結びつきを讃えてもらい、そこに橋を架けるような私的儀式の創造によって、得るものがあります。
10　子どもたちには、故人の「メンバーカード」を作ることがためになるかもしれません。

基調講演七本に一般講演四七本。参加者五〇〇名の濃い三日間は、こうして幕を閉じた。私の報告できたのは、ごく一部だが、他にもたくさんの実り多き発表が共有されたことは間違いない。本学会、二〇〇八年は、多くの要望に応えて、ダルウィッチ・センターのホームグラウンド、アデレードに戻る。

＊本稿の一部は、小森康永：ナラティヴ・セラピー・アンド・コミュニティ・ワーク・カンファランスに参加して、

家族療法研究 24(3):259-261, 2007 として発表されたものである。

注1　同国の首都オスロから四五分と書かないのは、北欧の小さな町に行くには、SAS が便利なため、事前にコペンハーゲンで三泊したから。そこでのハイライトがチボリ・コンサートホールでのマリア・ジョアン・ピリスの啓示と言えるほどの演奏であったことは、また別の話。

注2　リルケの『若き詩人への手紙』にも言及されていたのだが、よく聞き取れなかったので、後日メールで問い合わせたところ、それに関するより詳細な〝On becoming a just practitioner: Experimenting with the final paper of an undergraduate program as a rite of passage〟という論文が送られてきた。彼が非常勤講師を務める健康コミュニティ学部では、三年になるとソーシャルワーク、コミュニティワーク、そして心理学へと分かれてしまうため、共通の関心事として「正しい実践」を学ばせるべく、実践者を招いて講演をしてもらうという。この論文は、そのナラティヴな教育プログラムを報告したもの。ちなみに、エピグラフとして引用されている箇所は、ここである。

〝「あなたはまだ本当に若い。すべての物事のはじまる以前にいらっしゃるのですから、私はできるだけあなたにお願いしておきたいのです、あなたの心の中の未解決のものすべてに対して忍耐を持たれることを。そうして問い自身を、例えば閉ざされた部屋のように、あるいは非常に未知な言語で書かれた書物のように、愛されることを。今すぐ答えを捜さないで下さい。あなたはまだそれを自ら生きておいでにならないのだから、今与えられることはないのです。すべてを生きるということこそ、しかし大切なのです。今はあなたは問いを生きて下さい」(高安国世訳、新潮文庫、二九頁)〟

注3　最後の長い介入は、「未来からの来訪」という質問。オリジナルは、葛藤の高い親子の面接において、その問題が解決されたであろう一〇年、二〇年後には、現在の問題をどう当事者たちが振り返るだろうかという仮定法的質問が導入されることで、一気にその場の緊張が緩和されることから、公式化された。論文中の紹介ケースはどれも大変興味深い(2)。

注4　大会前にはダルウィッチ・センターのHP上でデンボロウ君が代表して追悼文を書いていた。リフレクティング・チームの発明と仕事における倫理哲学の重要性を強調した偉大な業績紹介のあと、ノルウェイ北部のトロムソに彼をインタビューしたときの思い出が語られていた。休日、デンボロウ君を西海岸のフィヨルドに誘ったトムは、ドライブ・ミュージックにクラシック音楽を選んでいた。車窓から見る風景とメロディの組み合わせはあまりに美しく、時に目をつむらずにはおれなかったという。「この国のかけがえのない美しさと結びついている感覚こそが、トムには大切だったのだろう。ノルウェイの風景は彼を刺激し、彼は、家族療法という実践領域を刺激した」

注5　二〇〇八年四月五日、マイケルが死んだ。翌週月曜の朝、勤務先のPCでメールをチェックすると、まっ先に訃報が目に飛び込んだ。Michael White's Passing その後数日、「既に御存知かもしれませんが……」で始まる何千ものメールが世界中を駆け巡った。そのうちの何通かは私の所にも届き、事態は次第にあきらかになっていったが、そのあいだ言いようのない虚脱感に襲われた。九〇年の冬にバークレーで初めて会って以来、九九年のアデレード、〇五年の香港、そして〇七年のクリスチャンサンまで、彼と実際に会って話したのは四回に過ぎない。しかし、二〇年近く著者と訳者の関係にあった相手方の人間が死ぬということの重みは、こんなものなのだろうか。いずれ出るであろう遺稿集を除けば、彼の難解で斬新で新鮮で感嘆するしかない論考を読むことはもう二度とない。思えば、新しい著作を心待ちにできるということのなんという贅沢さ。文学にしろ音楽にしろ、そのような贅沢は、同時代を生きた者のみの特権である。

彼の最新刊『ナラティヴ実践地図』の目次を眺める。外在化する会話、再著述する会話、リ・メンバリングする会話、定義的祝祭、ユニークな結果を際立たせる会話、そして足場作り会話と、六つの会話が並ぶだけのそれは、そっけないものである。あとがきにはこうある。「この本を書くこと自体が、旅だった。私はここ二〇年ほどの自分の治療的探究の多くを一冊の本にまとめることを目標とした。このような仕事の細かなところがうまいぐあいに表現できればと願い、紙面でもその生き生きとした感じが出ればと思った。」そこでは、いつもの彼の難解な地の文は極力排除され、実に簡明にまとめられている。まるで、自らの独創を自らパッキングした旅支度のようでさえある。

長年の盟友シェリルと袂を分かち、新しくアデレード・ナラティヴ・セラピー・センターを開設した矢先の出来事である。二月末に私のところへも日本でのナラティヴ・セラピーについて日本語で書いてくれと依頼があった。もしも実現したなら、何カ国語の原稿がそこを飾ったのだろう。彼の新しい出発を祝福する返信が最後のやりとりとなった。約束の翻訳は、一周忌にはなんとか果たしたい。

---

3 March 2008

Dear Yasunaga,

Thanks for your email. And thanks for your concern for Cheryl and me in relation to our separation. I appreciate your sensitivity. All is going well for both Cheryl and me in our new lives.

I am happy to know that you will write something for the new website www.adelaidenarrativetherapycentre.com.au

You asked about completion date for this introduction to narrative therapy in Japanese - there is no specific date, so just get this through to me when you have the chance to put it together. In regard to length, this is also unspecified - it could either be brief or an extended piece, and I will leave it to you to decide on what might be appropriate.

I am delighted to hear that you have finished writing your new book "Narrative Practice Revisited". I loved what you have done regarding the chapter titles. I wish you all the best for the launch of this publication and I am sure that it will receive high demand.

Best wishes,

Michael White

〈文　献〉

1 Ncazelo Ncube：The tree of life project: Using narrative ideas in work with vulnerable children in Southern Africa. The International Journal of Narrative Therapy and Community Work, 3-16, 2006, No. 1

2 David Epston, Cherelyn Lakusata & Karl Tomm：Haunting from the future: A congenial approach to parent-children conflicts. The International Journal of Narrative Therapy and Community Work, 61-70, 2006, No. 2

3 Michael White：Maps of Narrative Practice. W. W. Norton, New York, 2007（訳出中）

4 Lorraine Hedtke & Addison Yost：My Grandmother is always with me. Xlibris, 2005

〈著者略歴〉

小森康永（こもり　やすなが）

1960 年　岐阜県生まれ。

1985 年　岐阜大学医学部卒業。以後 10 年間，同大学小児科に在籍し，主に情緒障碍児の診療に従事。鳥取大学脳神経小児科，カリフォルニア州パロアルト，メンタル・リサーチ・インスティチュート（MRI）等で研修。

1995 年　名古屋大学医学部精神科へ転入後，愛知県立城山病院に勤務。

現　在　愛知県がんセンター中央病院緩和ケア部精神腫瘍診療科

編著書：『ナラティヴ・セラピーの世界』（共編，日本評論社，1999），『ナラティヴ・セラピーを読む』（ヘルスワーク協会，1999），『セラピストの物語／物語のセラピスト』（共編，日本評論社，2003），『ナラティヴ・プラクティス』（共編，現代のエスプリ，至文堂，2003）

訳　書：ホワイトとエプストン『物語としての家族』（金剛出版，1992），ドウ・シェイザー『ブリーフ・セラピーを読む』（同上，1994），ヘルとウイークランド『老人と家族のカウンセリング』（同上，1996），ホワイトとデンボロウ編『ナラティヴ・セラピーの実践』（同上，2000），ホワイト『人生の再著述』（ヘルスワーク協会，2000），ウィンスレイドとモンク『新しいスクール・カウンセリング』（金剛出版，2001），ウォーリンとウォーリン『サバイバーと心の回復力』（同上，2002），モーガン『ナラティヴ・セラピーって何？』（同上，2003），マクダニエルほか編『治療に生きる病いの経験』（創元社，2003），ホワイト『セラピストの人生という物語』（金子書房，2004），エプストン『ナラティヴ・セラピーの冒険』（創元社，2005），ヘツキとウィンスレイド『人生のリ・メンバリング』（金剛出版，2005），ラッセルとケアリー『ナラティヴ・セラピー　みんなのＱ＆Ａ』（同上，2006），ホワイト『ナラティヴ・プラクティスとエキゾチックな人生』（同上，2007），ホワイトとモーガン『子どもたちとのナラティヴ・セラピー』（同上，2007）

ナラティヴ実践再訪《じっせんさいほう》

2008年5月30日　印刷
2008年6月20日　発行

著　者　小　森　康　永
発行者　立　石　正　信

発行所　株式会社　金剛出版
印刷・太平印刷社　製本・井上製本所
〒112-0005　東京都文京区水道1-5-16
電話 03-3815-6661　振替 00120-6-34848

ISBN978-4-7724-1031-1　C3011　Printed in Japan　©2008